청소년 미술치료의 이론과 실제

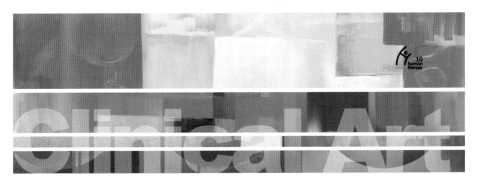

청소년 미술치료의 이론과 실제

김선현 지음

이담 Books

머리말

　유·아동 책을 낼 때 많은 사례가 되어 주었던 우리 아이 둘이 어느새 훌쩍 커서 중학생과 고등학생이 되어 이제는 『청소년과 미술치료』책에 등장하게 되었다.

　사춘기에 접어든 아이들을 보면서 초등학교 때 아이의 모습이 아니어서 많은 시행착오를 겪어야 했다. 잘 키웠다고 혼자서 흡족해하던 내게 사춘기 초기 아이들은 한마디로 내 아이가 아닌 것 같았다. 내가 낳은 그 사랑스러운 아이가 맞나 싶을 정도로……. 특별한 일이 있는 것은 아니었지만 매 순간 어떻게 대해 주고 이끌어 주어야 하는지 상황 대처 능력이 빨리 생기지 않았다. 시간이 흐른 뒤 나의 결론은, 아이들이 내게 있다는 건 큰 행복이고 자식은 삶의 활력소라는 것이다. 그리고 믿는 만큼 아이들은 성장한다는 것이다.

　아마도 이렇게 청소년기의 아이들을 이해할 수 있게 된 것은 내가 미술치료라는 것을 통해 성숙되었기 때문에 당황하는 시간이 단축되고 적응시기가 빠르지 않았나 싶다. 그리고 어떤 상황이든 긍정적으로 해석하려고 하기 때문일 것이다.

　엄마에게 짜증 낼 때면 어느 집이든 "너랑 꼭 닮은 아이 낳아서 키워 봐라."라고 부모들은 말한다. 인내하며 여유 있게 아이의 입장에서 이해하려고 할 때 아이들은 스스로 성장하며 본인의 모습을 보게 되는 것이다. 내가 만나는 환자들 중에도 많은 청소년들이 있다.

등교 거부, 부모와의 갈등, 성적문제, 교우관계, 외상 후 스트레스, 대인관계 문제, 우울증, 신체적 열등감, 질병으로 인한 심신의 아픔 등 요즘 청소년들은 성인 못지않게 많은 스트레스를 받고 있다.

청소년 문제와 더불어 부모들 역시 상처받으며 함께 힘들어 보여서 안타깝기 그지없다. 자식이 문제없이 잘 자라 주기를 바라지 않는 부모가 어디 있겠는가!

학교 현장에서의 교사들 역시 다르지 않다고 본다.

최근 교육 현장에 미술치료가 많이 사용되고 있다. 심리 평가 차원에서, 상담 차원에서도 유용한 도구로 사용되고 있다. 현장에서 적절하게 사용할 수 있는 책을 필요로 하는 분들을 위해 이 책을 준비하게 되었다. 준비하는 동안 2년의 세월이 훌쩍 지나갔다.

이 책이 청소년 상담교사 및 지도자, 학부모, 미술치료사 등에게 조금이나마 도움이 되었으면 하는 바람이다. 많은 미술치료사들이 아동, 노인 등의 계층에는 관심이 많지만 청소년을 위한 미술치료사는 많지 않은 듯하다. 청소년 사역은 정말 귀한 사역이라고 생각한다.

청소년을 위해 기도하며 함께할 비전 있는 미술치료사 및 지도자, 교사가 많이 배출되고 활동할 수 있기를 기도한다.

바쁜 엄마를 보면서 잘 자라 주는 아들 기윤, 기준에게 고마움을 전한다.
끝으로, 이 책이 나올 수 있도록 많은 도움을 주신 분들께 진심으로 감사를 드린다.

2010년 6월
김선현

목차 CONTENTS

PART 01

청소년의 이해

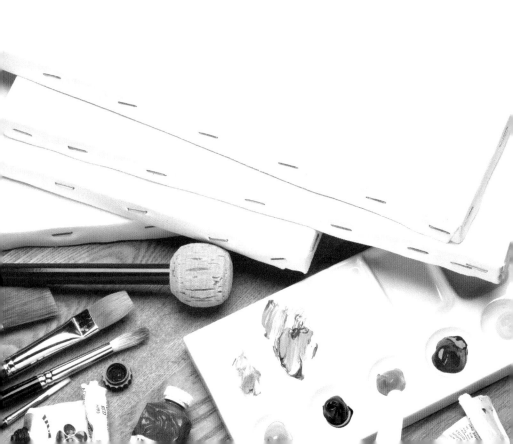

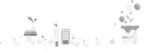

청소년의 이해

청소년기가 중요하다는 사실은 항상 언급되어 온 것이지만 최근 여러 사회 문제에서 나타나는 현상들과 관련하여 '청소년'에 대한 관심과 논의는 더욱 활발해지고 있다. 세간의 관심을 불러일으키는 여러 사건의 중심에 청소년 문제가 언급되고, 학교폭력, 비행, 부모와의 갈등, 진로, 약물남용, 성문제와 자살 문제까지 청소년들이 겪고 있는 어려움은 청소년에 대한 진정한 논의와 대책이 있어야 함을 보여 준다.

하지만 눈앞에 보이는 청소년의 문제행동에만 급급하여 해결하려는 접근은 일시적이고 표면적인 방편일 뿐, 근본적인 문제해결은 될 수가 없다. 청소년의 문제를 해결하기 위해서는 청소년의 신체적·사회심리적인 상황과 고민에 대한 진정한 이해가 필요하다.

1. 청소년의 정의

청소년기는 아동기와 성인기의 중간단계로서 부모에게 의존했던 한 아이가 한 사람의 독립된 성인으로 성장하는 준비단계이다. 청소년기를 뜻하는 'adolescence'라는 단어는 'adolescere'에서 유래된 것으로, '성장한다', '성숙한다'는 의미이다. 즉, 청소년기는 아동기에서 성인기로 급격히 성장해 가는 과도기라고 할 수 있다.

이 시기는 신체적, 심리적, 그리고 사회적으로 급격히 발달이 이루어지는 전환기로서 인생의 독특한 시기라고 할 수 있다. 그러나 사람의 성장과정이 점진적이고 불확실하며 개인차가 있기 때문에 엄밀한 구분이 어려워 청소년기의 시작과 종결 시기에 대해서는 많은 의견의 차이들이 있으나 일반적으로 사춘기에서 시작하여 다양한 성숙과정을 거쳐 사회문화적으로 한 사람의 독립적인 성인으로 인정되는 성인기 이전까지를 의미한다. 즉, 청소년기의 시작은 생리학적 정의에서 말하는 성적 성숙이 시작되는 사춘기로 보고 있으며, 청년기의 종결은 사회학적 정의에서 말하는 심리적·경제적인 독립을 이루어 성인의 책임을 맡을 때 종결된다는 것이다.

하지만 현대 한국사회를 보면 과거보다 더 연장된 청소년기를 보내고 있다. 현대로 올수록 신체적 성장이 빨라지는 경향을 보이며 사춘기가 더 어린 연령에서 시작되고 있고, 학교 재학기간이 늘어나게 됨으로써 결혼 시기나 독립 시기 등이 늦춰지면서 청소년기의 기간은 점점 더 연장되고 있는 추세다.

청소년들은 인생의 가장 큰 전환기에 살고 있다. 아동에서 성인으로 옮겨가는 과도기로서 아동집단과 성인집단 사이에서 양쪽의 영향을 받으면서 그 어느 쪽에도 완전히 소속되지 못한다는 의미에서 주변인(marginal man)으로, 신체적·생리적 성숙과 심리적·사회적 미숙에 따른 성장발달의 불균형으로 성인으로서의 지위와 역할 획득이 지연된 지불유예기(moratorium), 청소년기에 경험하는 급격한 변화와 심리적 갈등이 심하다 하여 질풍노도의 시기(a time of storm and stress) 등으로 인식되고 있다. 이런 청소년기는 인생여정의 아주 중요한 시기로, 청소년기를 어떻게 보냈는가에 따라 인생 전체가 크게 달라질 수 있다.

21세기 지식기반사회, 무한경쟁시대에 진입하면서, 청소년기에 경쟁력 있는 성인으로서의 삶을 위해 필요한 능력들을 개발하는 것은 개인적인 차원뿐만 아니라 국가적인 차원에서도 경쟁력 강화의 필수 요인이 되고 있다. 이러한 시대적 요구는 청소년을 바라보는 관점에도 급격한 변화를 가져오고 있다. 기존에 청소년은 문제를 일으키고 있거나 일으킬 가능성이 있는 위험한 집단으로 낙인찍혀 왔고, 그들의 문화는 대항문화, 반항문화 등으로 여겨지며 긍정적인 면보다는 부정적인 측면에서 조망되어 왔다. 따라서 청소년은 다른 어떤 연령층보다 더 많은 경계의 대상이자 통제의 대상이 되어 왔던 것이 사실이다.

그러나 청소년의 문제행동을 예방하고 치료하는 것만으로는 21세기에 요구되는 각종 자질이나 소양을 준비하는 데에 한계가 있다는 주장이 강하게 제기되기 시작하였고, 이에 따라 청소년을 문제의 주체가 아니라 잠재력을 지닌 사회적 자원(youth as resource)인 동시에 성인과 함께 사회변화를 이끌어가는 적극적인 존재로 인식하는 새로운 관점으로의 전환이 이루어지고 있다 (Pittman & Irby, 2001).

2. 청소년의 발달적 특성

청소년기는 프로이트(Freud)의 잠복기 후반에서 성기기에 해당하며 동시에 에릭슨(erikson)의 자아정체감 대 역할혼미의 시기에 해당한다.

청소년기 동안 역할의 변화와 그에 따른 적응문제, 확대된 교우관계, 이성문제, 진로문제, 가치관문제 등 지금까지 없었던 여러 가지 새로운 문제들이 발생하고 그에 따른 다양한 인지적·정서적 변화를 겪게 된다.

청소년들의 일반적이고 전체적인 발달 특징은 청소년기 전기에는 급속한 신체적 성장의 변화와 인지적 발달을 경험하며, 청소년기 후기에는 자아정체감 확립과 더불어 청년 및 성인 생활을 준비하기 위한 여러 가지 과제에 집중한다.

청소년기는 발달과정상의 특수성으로 인하여 청소년기의 특성을 한마디로 표현할 수는 없다. 신체적으로뿐만 아니라, 정서적·인지적·사회적 측면에서 급격한 변화와 성장이 양적·질적으로 나타나고, 또한 이러한 복잡 다양한 변화는 개개인의 상황과 특성에 따라 각기 다양하게 나타나기 때문이다. 이 시기에는 나름대로 공통적인 특성을 보이기도 하고 그 속에서 개개인에 따라 독자적인 발달 특성이 나타난다.

1) 신체적 발달

청소년기에 일어나는 가장 급격한 변화는 '성장폭발(growth spurt)'이라고 표현할 만큼의 빠른 신체적인 성장이다. 성장폭발은 신장과 체중뿐만 아니라 근육, 골격, 신경, 얼굴, 내장, 생식기관 등에도 나타나며, 특히 내분비선의 활발한 분비로 인하여 성적 발육이 시작되어 신체생리상의 남녀특징이라 볼 수 있는 제2차 성징이 완성된다.

이러한 신체발달은 현대에 들면서 더욱 가속화되고 있는데, 이러한 신체발달이 가속화되고 있는 원인에 대해서는 여러 가지 가설들이 제기되고 있다. 영양, 건강, 기후 등이 과거에 비해 성장조건에 더욱 알맞게 변화되고 있는 것과 관련성이 있으며, 이질집단 간의 결혼이 확산되고 있는 것과도 관련성이 있는 것으로 밝혀지고 있다(Jensen, 1969). 또 남녀 간의 데이트 빈도가 증가되고 있고, 이성에 대한 관심이 높아지고 있으며, 첫 성교 시기가 빨라지고 있다는 것과도 무관하지 않다는 연구결과도 있다.

청소년기가 되면 자아의식이 민감하게 되어 자신의 신장, 체격, 용모를 타인과 비교 평가하는 경향이 강해진다. 따라서 키가 크고 작은 점과 미모에 대해서 비상한 관심과 고민을 갖게 되는 등 흔히 내면적인 것보다 외적인 신체부분에 많은 관심을 나타낸다.

청소년 초기에는 현저한 신체발달 특징들로 인해서 변성기가 되고 얼굴에 여드름이 생기기도 하며 성적인 호기심이 왕성해지는데 중반기에 이르면 자주 피로와 무력감을 느끼는 경우도 생기게 된다. 또한 대부분의 청소년들이 넘쳐나는 정력으로 인해서 침착하지 못하고 계속적으로 움직이려는 모양새를 보이는데, 이러한 모습들은 청소년 후반기에 이르면 어느 정도 성숙하게 되어서 신체적인 발달과 정서적인 부분들이 잘 조화를 이루는 협동과 침착성으로 자리를 잡아 가게 되기도 한다.

무엇보다 이러한 신장이나 체중 그리고 성적인 성숙에서 볼 수 있는 현저한 변화는 단지 청소년의 신체적인 면의 변화만을 뜻하는 것이 아니라 태도와 정신에도 영향을 미치며 새로운 세계에 눈을 뜨도록 해 준다(강주태, 1984).

사람은 누구나 자신에 대한 신체적 개념을 가지고 있는데 청소년기에 들어오면서 너무 빠른 갑작스러운 변화로 자아개념을 수정하게 된다. 그러나 청소년들은 이와 같은 갑작스러운 변화에 적응할 만한 준비가 되어 있지 않고 그 변화가 뜻하는 바를 모르기 때문에 당황하게 되고 이러한 신체 및 성적 발달에 따라 심리적 영향을 받게 된다.

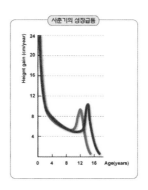

그러므로 청소년들에게 자신에게 일어나는 신체적 발달로 인한 다양한 변화를 받아들이기 위한 긍정적이고 적절한 정보가 주어져야 하는데, 사실 현재 우리나라 청소년들의 교육은 대학 입시 위주의 주입식 입시 교육에만 치중되는 실정이다 보니 청소년들의 욕구와 관심은 억압받게 되고 이에 따라 음성적이고 건전하지 못한 방향으로 표출하게 되는 경우가 많다. 그러므로 청소년들의 신체 발달 특성에 대해 성인들의 수용적이고 긍정적인 이해가 우선되어야 할 것이다.

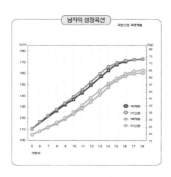

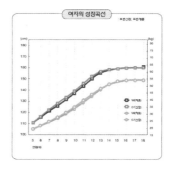

2) 인지적 발달

청소년들의 지능은 12~14세까지 대체로 급상승하다가 그 이후에 발달 속도가 원만해지며, 17~18세경에 정점에 달한다.

뇌의 발달에서 보면, 청소년기에는 연합령의 수초화가 증가하고 불필요한 스냅스들이 제거된다. 또한 주의력을 관장하는 망상체의 수초화가 완료되면서 주의집중력이 훨씬 증가한다. 특히, 정보의 조직, 분류, 기획 등 집행기능에 관여하는 연합능력의 수초화는 청소년기나 성인 초기에 가서야 완성되는데, 뇌의 가소성은 우리가 뇌의 어떤 영역을 얼마나 사용하느냐에 의존하는 것이니만큼, 연합령의 수초화가 청년기 이후까지 진행된다는 사실은 청소년 시절 얼마나 지적 활동을 하느냐에 따라 뇌의 가소성이 달라진다는 것을 암시하는 것이다.

피아제(J. Piaget)는 지능이란 "인간이 환경에 적응하도록 도와주는 삶의 근본적인 기능"이라고 정의하고, 모든 지적 활동은 기존의 사고양상과 새로운 경험 사이에 생기는 불균형을 균형 상태로 만들어 인지적 평형화를 추구하는 것이라고 했다.

특히 청소년기의 지적 발달 특성을 가리켜 피아제는 사고발달의 마지막 단계인 '형식적 조작기'로 구분하였다. 형식적 조작기 시기의 사고 특징은 자신의 지각과 경험보다는 논리적 원리에 의해 지배를 받기 때문에 보다 추상적인 사고가 가능해지며, 경험하지 못한 사건에 대한 가설을 설정하여 미래의 사건을 예측할 수 있다. 그리고 모든 가능한 개념적 조합을 고려할 수 있으며 사건이나 현상과 관련된 변인을 동시에 다룰 수 있는 사고 능력의 발달이 이루어지며, 대표적인 사고로 연역적 추론(deductive reasoning)과 귀

납적 추론(inductive reasoning)을 들 수 있다. 즉 사고능력의 완성기로 사물에 대한 상황에 대해 추상적, 논리적, 합리적인 사고 능력이 상당한 수준에 이르게 되어 넓고 풍부하며 복잡하고 고차원적인 사고를 할 수 있다는 것을 의미한다.

〈피아제의 인지발달 단계〉

단계	특징	기간
감각운동기	감각운동의 행동적 도식만을 가지고 외부환경을 이해하고 적응해 가는 시기로서 모방, 기억, 사고의 시작 단계, 대상연속성 개념을 획득하고 단순반사행동에서 목적을 가진 행동으로 발전. 영아가 자신의 행위와 그 행위의 결과 간의 관계를 발견하는 데 분주한 시기	생후 2년
전조작기	상징적 사고, 자신의 관점과 다른 사람의 관점이 동일하다고 생각하는 자기중심성, 한 가지 측면에만 초점을 맞추거나 주의를 집중시키는 중심화, 비가역적 사고, 물활론적 사고, 마음에 생각한 것이 실제로 존재한다고 생각하는 존재론이 나타나는 시기	2~6세
구체적 조작기	다양한 보존 개념을 습득하고 논리적으로 유목화하고 서열화하며 구체적인 문제를 해결할 수 있는 단계. 자기중심성이 감소하면서 탈중심화하게 된다.	7~12세
형식적 조작기	논리적으로 추상적인 문제를 해결할 수 있는 단계. 전제로부터 결론을 유도해 낼 수 있는 가설 연역적 사고, 하나의 문제에 직면했을 때 모든 가능한 해결책을 논리적으로 궁리하며 문제를 해결하는 조합적 사고가 가능해진다.	11~12세

하지만 청소년기 형식적 사고의 발달은 청소년에게 부정적 영향을 미치기도 한다. 추상적 사고의 발달로 인하여 추상적인 이론과 관념적인 사상에 몰두하여 불완전한 현실을 비판하거나 비관하게 되기도 하며 가까운 미래에 대한 지나친 염려를 통하여 과도한 불안을 경험하기도 한다. 또한 청소년들이 상상하는 현실에 대한 가상적 대안은 지극히 이상적이고 환상적이어서 현실 검증력이 약할 수 있고 자신과 자신의 생각에 너무 몰두한 나머지 자아중심적이 될 수

도 있다.

청소년이 보이는 자아중심성은 대표적으로 '상상의 관중'과 '개인적 우화' 현상으로 볼 수 있다. 즉, 청소년들은 상상의 관중을 염두에 두고, 자신이 마치 무대에 선 배우처럼 모든 사람이 관심을 기울인다고 믿기 때문에 지나치게 외모에 관심을 두고 자의식이 강한 모습을 보인다. 또 자신의 경험이나 감정은 특별한 것이어서 남들이 도저히 이해할 수 없는 개인적 우화라고 믿기 때문에, 지나치게 자기감정에 빠져들어 홀로 고독해하거나 무모한 행동을 하기도 한다. 오토바이 폭주, 무모한 운전, 혼전 성관계를 해도 자신한테만은 불행한 일이 일어나지 않을 것이라고 믿는 것은 이러한 이유이다.

그러나 이러한 자아중심성은 청소년 초기에 가장 많이 나타나며, 청소년 후기로 접어들면서 차츰 감소한다. 그래서 청소년 후기에는 자아중심성에서 벗어나 점차 사회중심적인 사고가 증가하면서 사회·문화·정치적인 영역으로 관심이 확장되어 보다 높은 도덕적 가치체계를 발달시키게 된다. 이로 인해 자신에 대해서도 보다 객관적이고 융통성 있는 시야를 갖게 되어 자아정체를 보다 확고히 형성해 나간다(김인경, 1994).

그러므로 청소년기의 인지적 능력의 발달을 위해서는 청소년들이 가지고 있는 개방성을 격려해 주고 가정과 학교, 또래 집단, 사회가 그들을 열린 마음으로 바라볼 수 있는 자세와 관용이 중요하다고 할 수 있다.

3) 심리사회적 발달

(1) 정서 발달

청소년기에는 정서의 변화가 심하며, 극단적인 정서경험을 한다는 점에서 아동기나 성인기의 정서와는 매우 큰 차이가 있다. 이러한 청소년기의 극단적 정서 변화는 성적 성숙과 많은 관련성이 있는데, 청소년은 2차적 성적 특징의 발달과 그로 인한 성적 충동으로 인하여 성적 색채가 강한 정서를 경험하게 되며, 성의식이 높아짐에 따라 성적 수치심이 강해지고 이성에 대한 호기심이 있으면서도 이를 거부하거나 허세적인 반항적 행동을 하게 되는 경우가 많다. 따라서 청소년의 변화에 대한 대처능력의 부족과 조절능력의 한계는 그들의 개인적 성장 및 발달과 대인관계를 비롯한 사회적 행동, 심리적 적응 등에 심각한 영향을 미칠 수 있다.

또한 새로운 욕구들이 생기고, 경험하는 사회환경이 넓어짐에 따라 불안정감을 느끼기도 한다. 또 지나친 기대와 자신의 무능과 타인의 무관심으로 인해 실망하고 낙담하게 되므로 기분이 격렬하게 변하기도 하는 것이 특징이다. 특히 부모나 교사, 친구의 이야기로 쉽게 분노하거나 슬픔에 잠기게 되는 일이 많은데 청소년 초기에는 불안정하고 민감하며 감정적이고 수치감을 느끼는 데 비해, 청소년 후기로 갈수록 사실을 직시하며 정서가 안정되고 쾌활하며 분노가 감소된다. 또한 정서가 의식적으로 억제되어 분노가 초조감이나 혐오감으로, 공포심이 불안이나 우울로, 기쁨이나 환희가 행복감으로 이행하는 등 정서표현이 내면화되기도 한다.

유아기의 불쾌한 정서를 일으키는 자극대상이 신체적·감각적인 것이라면, 아동기는 사회적 학습 과정에서 불쾌한 정서 자극을 받는 것이고, 청소년기는 무능력감과 불안정감을 일으키는 대상에 대해 정서 자극을 받는다.

선악을 구별하고, 옳고 그름을 바르게 판단하며, 인간관계의 규범을 준수하는 것은 인간의 성장과 발달에 있어서 다른 어떤 특성보다 중요한 과제이다. 청소년기에는 신체적·인지적·사회적인 면에서 다양한 변화를 경험하게 되는데 이러한 변화와 환경적인 요인들은 청소년들의 심리적인 특성, 즉 친밀감·도덕성·자율성 등을 형성하는 데 많은 영향을 미친다.

(2) 또래 관계

청소년기의 특징적 발달 중의 하나는 부모나 가족으로부터 분리되어 친구나 자기 자신에게 의존하려는 경향이 높아진다는 점이다. 청소년은 부모의 지지나 승인을 필요로 한다. 그러나 동시에 신체적 성숙이 이루어짐에 따라 부모의 통제를 받지 않으려 하며, 부모의 지시를 논리적으로 비판하거나 반항하며, 친구관계에서 배운 가치관을 가족관계에 적용하려고 한다. 이러한 특성을 심리적 이유라고 부른다.

청소년 전기의 소년들은 또래 집단의 인정을 받고자 하는 욕구가 매우 강하다. 청소년들은 심리적으로 어떤 집단의 성원이 되기를 추구하는 경향이 있으며, 자기가 속한 집단에 의하여 자신을 정의하고자 한다. 청소년들은 동년배 집단과 강한 유대 관계를 형성하고 자신의 집단 내 지위와 역할을 예측하고 평가하며 필요한 사회적 기술을 학습하게 된다.

친구집단은 아동기에 비하여 보다 더 조직적이며 그 구성원들이 이질적인데, 아동기의 친구들은 흔히 같은 동네, 같은 반 친구들로 동질적이었으나 중·고등학교는 더 이질적인 환경이며 친구들은 다양한 배경을 가지고 있다. 일단 한 집단에 속하면 그 집단의 구성원들은 사회적 활동, 공부방식, 이성교제, 취미 활동 등 삶의 다양한 측면에서 서로 영향을 미치게 된다.

친구들 간의 상호작용과 그들이 참여하는 활동은 청소년들의 자아존중감, 사회적 행동, 그리고 심리적 적응에 영향을 미친다(Berendt, 1998). 특히 친밀한 우정은 부끄러움을 상쇄시키며, 친구들과 더 적극적으로 어울리게 한다. 그러므로 특정 환경과 긍정적 또래의 존재 유무는 사회성 발달에 하나의 요인이 된다.

(3) 이성 관계

프로이트(Sigmund Freud)는 청소년기를 성기기(이성애기)로 정하고 이 시기는 성적 관심이 생기며 이 시기에 순조로운 발달을 하면 이타적이고 원숙한 성격을 소유하게 되나 그렇지 못하면 권위에 대한 반항, 비행, 이성에 대한 적응곤란 현상이 일어날 수 있다고 보았다.

청소년기의 이성교제는 대체로 또래 집단과의 활동이나 단체활동을 통해 이루어지는 경우가 많다. 이성교제의 단계를 살펴보면, 처음에는 동성친구관계의 연장된 형태로 동성과 이성의 친구가 집단으로 접촉을 하다가 점차 개인적인 데이트를 하고 사랑에 빠져드는 단계로 옮겨간다. 이러한 이성교제의 과정에서 청소년들이 이성을 대하는 태도는 매우 소극적이다. 즉, 청소년기에는 이성의 관심을 끌기 위하여 많은 노력을 하지만 막상 이성을 만나면 자신의 감정을 솔직하게 표현하지 못하는 것이 일반적이다.

우리나라의 청소년들은 청소년기의 이성교제에 대해 부정적 시각이 남아 있고, 학업부담으로 인한 시간부족으로 이성교제의 기회가 상대적으로 제한되어 있다. 그러나 최근 들어서는 청소년들의 이성교제가 보다 유연해지고 청소년들의 발달 속도가 빨라지고 성개방풍조가 확산되면서 이성 간의 신체적 접촉을 하는 경우도 늘어나고 있는 현실이다.

(4) 자아정체감의 발달

에릭슨(Erikson)은 청소년기에 달성해야 할 발달과업을 '자아정체감'으로 보았는데 자아정체감이란 자신의 독특성에 대한 비교적 안정된 느낌을 갖는 것으로, 행동이나 사고 혹은 정서의 변화에도 불구하고 변화하지 않는 부분이 무엇이며 자신이 누구인가를 아는 것이다. 즉, 사회적 관계 속에서 자신이 수행하는 역할의 통합체로서 이를 통해서 자기의 주체를 파악하게 된다.

자아정체감의 형성은 아동기의 동일시의 경험에서 시작된다고 볼 수 있다. 부모나 선생님, 친구들의 감정, 태도, 가치관, 행동을 자신의 것으로 받아들여 그것을 통합함으로써 정체감이 형성되어 간다. 청소년들은 자기 행동에 대해 자주적인 선택을 하기 위하여 부모의 가치와 규범을 점점 더 나름대로 재평가하게 된다. 따라서 정체감 형성의 과정은 아동기에 그 뿌리를 두고 성인기까지 지속되지만 특히 청소년기 후기에 가장 중요한 문제로 등장한다. 자아정체감을 형성한 사람은 신념, 가치관, 정치적 견해, 직업 등에서 스스로 의사결정을 할 수 있으나, 형성하지 못할 경우에는 역할 혼란이 생기게 된다.

수많은 청소년들이 정서적 격동과 갈등과 방황 속에서 이 시기를 보내고 있는 듯하다. 하지만 이것을 단순히 부정적인 현상으로 보기보다는 청소년들이 자기 정체를 찾기 위한 힘겨운 싸움의 과정으로 보아야 할 것이다.

〈에릭슨의 심리사회적 발달 단계〉

단계	특징	기간
구강기	신뢰감 대 불신감 부모나 주위세계의 일관성 있는 지지를 받으면 신뢰감을 얻을 수 있지만, 주위의 보호가 부적절하면 불신감을 갖게 된다.	0~1세
항문기	자율성 대 수치심 및 의심 부모, 특히 어머니-나 주위의 분별력 있는 도움과 격려는 자율성을 키우게 되지만, 과잉보호나 부적절한 도움은 자신의 능력을 의심하게 된다.	2~3세
남근기	주도성 대 죄책감 주변 세계를 탐색할 수 있는 기회와 자유는 어린이의 주도성을 발달시키지만, 그렇지 않으면 자신의 행동에 죄책감을 갖는다.	4~6세

	자신감 대 열등감	
잠복기	무엇을 성취하도록 기회를 부여받으면 그 결과 자신감을 갖게 되지만, 비난이나 좌절감을 경험하면 열등감을 갖게 된다.	6세~사춘기
	자아 정체감 대 역할 혼미	
청년기 (생식기)	정서적 안정과 좋은 성 역할의 모델이 있으면 자신에 대한 통찰과 자아정체감을 갖게 되지만, 그렇지 않으면 직업선택이나 성 역할, 가치관의 확립에 있어 심한 갈등을 야기한다.	청소년기
	친밀감 대 소외감	
성인 초기	부모, 배우자, 동료 등과 좋은 인간관계를 발전시키면 친밀감을 갖게 되지만, 그렇지 못하면 타인에 대한 소외감과 고립감이 생긴다.	성인 초기
	생산성 대 침체감	
중년기	자신에게 몰두하기보다는 자녀와 직업을 통해 생산적인 활동을 참여하는데, 만일 그렇지 못하면 사회심리적으로 침체된다.	중년기
	통합성 대 절망감	
노년기	지금까지의 인생에 만족하면 생의 유한성도 수용하지만 그렇지 않으면 공허함과 초조함을 느끼며 절망감을 느낀다.	노년기

(5) 도덕성 및 가치관의 발달

도덕성이란 인간 상호 간의 복리와 행복을 위해서 무엇을 해야 하고 무엇을 하지 말아야 할 것인가에 대한 개인의 신념이나 판단이다. 그리고 가치관이란 개인의 신념체계 가운데 중심이 되는 것으로 개인이 추구해야 할 것과 피해야 할 것을 구분해 주는 규준이다(Rokeach, 1973).

이러한 도덕성과 가치관은 성장과정에서 부모나 주요 인물들과의 상호작용, 교육적 내용을 통해서 발달된다.

청소년기가 되면 새로운 세계 속에서 어린 시절 형성되어 온 기존의 도덕률이나 가치관이 도전을 받을 수 있다. 즉, 대인관계가 확장되고 교육의 내용, 매스컴의 영향 등으로 자신의 도덕률이나 가치관과 모순된 정보를 접하게 되면 청소년들은 혼란을 경험하게 되기도 한다.

요즘은 신문·잡지·방송, 모두가 청소년들을 '잠재적인 범죄자'의 모습으로 그려 놓곤 하기 때문에 많은 사람들이 청소년기를 본래 범죄를 저지를 가능성이 높은 시기처럼 생각하게 되었다. 또한 항상 무언가 문젯거리를 가지고 있는 문제집단으로 보는 경향이 있다. 그렇다면 과연 우리는 매스컴에서 말하는 것처럼 청소년들을 경계의 눈초리로 봐야 할 것일까? 청소년기는 본래 비도덕적 시기일까? 우리의 우려는 심각한 범죄를 저지르는 청소년들을 바라볼 때 더욱 커진다. 그러나 성인 범죄율에 비하면 청소년 범죄율은 아주 낮다. 단순하게 말하면 문제를 가진 청소년들보다는 그렇지 않은 청소년들이 훨씬 더 많다는 것이다. 그런데도 우리가 수많은 성인 범죄를 다 놔두고 유독 청소년 범죄에 대해서만 더욱 민감한 것은 판단력이 이미 갖추어진 성인이 범죄를 저지르는 것과 판단력이 제대로 갖추어지지 않은 청소년들이 범죄를 저지르는 것은 아주 다른 문제라고 생각하기 때문이다. 즉, 청소년들의 범죄는 '충동적으로' 이루어지기 때문에 그러한 충동을 일으킬 만한 조건을 제공한 사회가 책임을 져야 한다고 생각하기 때문이다.

많은 학자들은 이러한 능력이 나이에 따라 변화한다고 생각해 왔다. 나이에 따른 도덕적 판단력의 변화에 관한 이론 중에서 가장 잘 알려진 것이 콜버그(Kohlberg)의 '도덕성 발달 단계' 이론으로, 콜버그는 도덕적 판단력의 변화가 다음과 같이 세 가지 수준에 걸쳐서 이루어진다고 주장하였다.

첫 번째가 자기에게 오는 물리적인 피해나 이익에 근거해서 옳고 그름을 판단하는 인습 이전 수준, 두 번째가 자기가 속한 집단이나 사회의 규범에 비추어 옳고 그름을 판단하는 인습 수준, 세 번째는 자기가 세운 도덕적인 원리에 비추어 옳고 그름을 판단하는 인습 이후 수준이 그것이다. 이 이론에 따르면 청소년기는 대개 전 인습적 수준에서 인습적 수준으로 이행하는 단계로 볼 수 있으며, 성인기에 들어서면서 제3수준으로 옮겨 간다고 보고 있다.

청소년기의 인습 수준은 집단의 규범을 받아들였다는 의미에서는 제1수준의 사람들에 비해서 도덕적이지만, 도덕 원리가 충분히 자신의 것으로 소화되지 않았기 때문에 규범을 경직되게 적용하기 쉽고, 자기가 속한 집단의 판단에 의해 도덕적 기준이 흔들리는 경향도 있다.

청소년기 전반부에는 흔히 도덕적 판단의 기준이 자기가 직접 속해 있는 집단(가족이나 또래 집단)의 규범이 되지만 점차로 나이가 들어감에 따라 전체적인 사회의 규범이 도덕적 판단 기준이 된다.

따라서 이 시기 청소년들의 도덕적 판단에 가장 중요한 영향을 미치는 것은 자신이 속해 있다고 생각하는 집단이 되는 것이며, 이러한 준거집단의 영향력은 매우 크다고 볼 수 있다.

준거 집단이 사회적으로 바람직한 규범을 가진 집단이면 다행이지만, 그렇지 않은 경우, 이 아이들은 아주 손쉽게 비행에 빠져들고, 그리고 나서도 자신이 잘못을 저질렀는지조차 인식하지 못하는 경우가 있다. 우리가 흔히 매스컴을 통해 접하게 되는 불량 서클의 도덕성이 그러한 예가 될 수 있을 것이다. 이들은 자기 집단 내부에서는 정해진 규칙도 있고 그들 나름대로의 '의리'라고 하는 것도 존재하지만 그 집단 밖의 사람에 대해서는 매우 비도덕적이다. 단지 이러한 경향은 깡패 집단에 국한되는 것이 아니라 이 또래 아이들이 패를 지어 서로 다른 패와 갈등하는 경우에서도 찾아볼 수 있다.

청소년들은 아직 도덕적 판단력이 미숙하기는 하지만 청소년기의 특성 자체가 아이들을 비도덕적으로 만드는 것은 아니고 아이들이 도덕적 판단의 준거로 삼는 집단의 규범이 도덕적이라면 청소년들은 어떠한 의미에서는 어른들보다도 더 도덕적이 될 수 있다. 문제는 아이들의 준거집단이 도덕적으로 어떤 상태에 있는가 하는 것이다. 이 시기는 도덕적으로 매우 불안한 시기이기 때문에, 이 시기를 잘 넘기기 위해서는 아이가 건전한 집단을 자신의 준거집단으로 삼도록 도와주어야 한다. 더 근본적인 것은 청소년들이 자기 집단을 넘어서서 전체 사회를 고려할 수 있는 능력을 획득하도록 돕는 것이다.

남을 고려하는 능력, 사회를 고려하는 능력은 남의 입장, 사회의 입장에서 생각해 보는 연습을 함으로써 완성되는 것이다. 그리고 가장 가까이에서 이러한 역할을 해 줄 수 있는 사람은 부모와 교사가 될 것이고 더 나아가 모든 어른들이 청소년들의 기준이 될 수 있는 것이다. 따라서 모든 사람들이 최소한 사회의 모든 구성들을 고려해서 도덕적인 판단을 내리는 사회를 만들어야 할 것이다. 자살 문제까지 청소년들이 겪고 있는 어려움은 청소년에 대한 진정한 논의와 대책이 있어야 함을 보여 준다.

〈콜버그의 도덕성 발달 단계〉

수준	발달 단계	사고의 특징
인습 이전 수준 (preconventional)	처벌과 복종지향	행위의 물리적 결과가 가져다주는 부상과 처벌에 의해 옳고 그름을 판단함. 힘이 곧 정의(正義)라는 사고.
	욕구충족지향	개인적 욕구를 충족하기만 하면 그것으로 옳다고 사고. 타인에 대한 배려는 없고 자신의 이익과 쾌락을 추구하기만 함.
인습 수준 (conventional)	대인관계의 조화 지향	타인을 기쁘게 하거나 도와주는 행위. 타인으로부터 인정받을 수 있는 행위가 옳다는 사고. 행위자의 의도를 보고 행위의 옳고 그름을 판단하기 시작함.
	법과 질서 지향	법과 사회적 질서 유지에 부합하는 행위가 옳다는 사고. 법률의 예외적 경우를 인정하지 않음.

탈인습 수준 (postconventional)	사회적 계약정신 지향	법과 같은 사회적 약속도 사회구성원들의 보다 나은 이익을 위해 바뀔 수 있다고 생각함. 사회 정의에 대한 개방적이고 융통성 있는 해석을 허용함.
	보편적 도덕원리 지향	자신이 선택한 도덕원리에 따라 양심에 의해 판단함. 보편적 도덕원리란 정의와 인권의 호혜성과 동등성, 인간 존엄성의 존중 등을 말함.

하지만 눈앞에 보이는 청소년의 문제행동에만 급급하여 해결하려는 접근은 일시적이고 표면적인 방편일 뿐, 근본적인 문제해결은 될 수가 없다. 청소년의 문제를 해결하기 위해서는 청소년의 신체적, 사회 심리적인 상황과 고민에 대한 진정한 이해가 필요하다.

PART 02

청소년과 미술치료

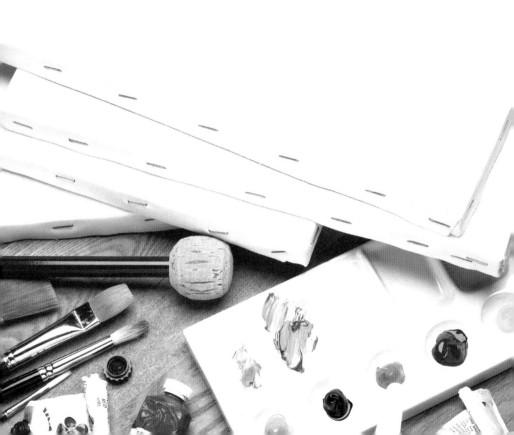

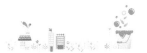

Part 02

청소년과 미술치료

1. 미술치료의 정의

미술은 인간의 문화적·사회적·인격적 발달과정을 증명하고 있는 예술로서, 인간의 삶과 밀접한 관계를 지니고 있다. 모든 인간은 근본적으로 창조적 표현 욕구를 가지고 있으며, 창조적 예술활동을 통해 종교적·미적·심리치료적인 카타르시스를 경험한다. 그러한 창작활동을 하는 과정에 치료라는 의미를 부여하고 있는 것이 미술치료이다. '주의를 기울이다'라는 뜻의 그리스어 therpia에서 유래된 치료라는 말의 사전적 의미는 병이나 상처를 다스려서 낫게 한다는 것이다. 즉, 미술치료는 미술이라는 도구로 창작활동을 하는 과정에 치료라는 의미를 부여하고 있는 것이다.

미술치료라는 용어를 처음으로 사용한 울만(Ulman)은 '미술치료는 교육·재활·정신치료 등 다양한 분야에서 널리 사용되고 있으며, 어떤 영역에서 활용되고 있든 간에 공통된 의미는 시각예술을 활용하여 인격의 통합 혹은 재통합을 돕기 위한 시도'라고 정의하면서 치료적 측면과 창조적 측면을 모두 내포하고 있다고 주장하였다. 특히 맬치오디(Malchiodi)는 "미술치료는 내면으로부터의 표현이다."라고 말하며 내면세계의 이미지, 생각 그리고 사고가 가장 중요한 기본적 요소가 된다고 보았다. 이것은 미술치료와 일반 미술이라는 영역을 구분할 수 있는 가장 좋은 정의로서 미술치료가 추구하고자 하는 것이 외부세계에 대한 것보다는 개인의 내면에서 나오는 이미지를 표현하고 발달시키려는 것으로 활동도 내면의 이미지, 느낌, 생각 그리고 사고가 가장 중요한 기본적 요소가 된다고 보았다.

선·면·색·형태·이미지 같은 시각예술 언어는 비언어적 방식으로 사람들과 대화하게 한다. 미술치료는 개인의 성장과 통찰, 변화를 위해 미술표현이라는 비언어적 조형언어를 사용하는 방법이며, 생각·감정·지각 같은 우리 내면의 세계를 외부의 현실세계 및 인생경험과 연결시키는 수단이다. 즉, 미술치료란 미술이라는 시각매체를 활용하여 스스로 창작이나 생산을 체험하는 활동을 통해 환자의 불안정한 감정을 완화·정화하도록 하고, 이를 통해 현재의 힘든 상황을 극복하여 병을 치유할 수 있도록 보완하고 지원하는 제반의 행위를 말한다.

2. 미술치료의 장점

1) 심상(image)의 표현이다

비언어적인 의사소통(Non-verbal Communication)이므로 말을 못 해도 괜찮다. 미술은 환자의 생각과 느낌을 깊게 하여 치료자가 더 깊이 있게 파악할 수 있다.

2) 방어가 감소된다

즉, 미술은 비언어적 수단이므로 통제를 적게 받는다는 뜻이다. 방어가 감소되면 감정과 생각들이 더 솔직하게 표현될 수 있다.

3) 미술은 어떤 유형의 대상을 즉시 얻을 수 있다

다른 상담과 치료와는 달리 미술치료는 작품이라는 구체적 자료가 생산된다. 이는 환자가 만든 어떤 유형의 대상화를 통해서 치료자와 환자 사이에 쉽게 하나의 다리가 놓일 수 있다는 점에서 큰 의미를 지닌다.

4) 자료의 영속성이 있어 자신을 회상할 수 있다

미술작품은 보관이 가능하고 또 보존되는 구체적인 결과가 남아 있게 되므로 후에 참고할 만한 증거가 되는 것이며, 필요할 때에는 재검토하여 치료효과를 높이는 데 도움을 줄 수 있다.

5) 미술은 뇌를 균형 있게 발달시키며 공간성을 지닌다

정신적·정서적·신앙적 안정을 유도할 뿐만 아니라 공간적 균형감각을 향상시킬 수 있다. 또한 그림 안에서 가깝고 먼 것이나 결합과 분리 등을 표현할 수 있고, 인물의 표현이나 상황, 감정, 장소 등의 관계가 한 공간에 표현되므로, 개인과 집단의 성격을 이해하기가 쉽다.

6) 미술활동은 실제 육체적 행동이므로 운동효과를 도모할 수 있다

미술활동을 수행하는 동안 환자가 취하는 자세와 동작은 관절의 유연성을 향상시키고, 근력을 강화시키며, 내구력(耐久力)을 강화시키고, 협응기능(Coordinative Function)을 향상시키며, 일일생활동작(Activities of Daily Living)을 향상시키고, 말단 사지 운동을 통한 간접적인 뇌기능 향상에 기여한다.

7) 미술은 창조성과 직결되는 행위이며, 에너지 향상을 경험하게 만든다

자연 치유과정(Natural Healing Process)은 창조과정(Creative Process)이다. 따라서 미술활동은 곧 치유활동이다. 또한 미술은 자존감을 높여 주고 통제력을 길러 주기 때문에, 궁극적으로 삶의 질을 높여 주고 참건강(Well Being)을 성취하는 데 도움을 준다.

3. 청소년을 위한 미술치료의 효과

청소년에게 있어서 미술치료는 청소년의 주체성을 확립하도록 도와주고 감정과 긴장을 완화시켜 주는 역할을 한다. 심상을 다루는 미술치료는 청소년기의 민감한 감각을 살려 접근할 수 있으며 추상적인 언어나 수치로 자신을 알아 가는 것이 아니라 직접적인 내면의 표현에 의한 것이며, 또한 외부에서 전해 주는 자료의 습득이 아닌 자기 스스로의 인식을 돕는다. 이러한 점에서 질풍노도의 시기를 지나고 있는 예민한 청소년이 자신에 대해 탐색하고 인식해 가며 자아정체감을 형성하는 미술치료는 효과적인 것이다.

릴레이(Riley)는 그림 그리기가 청소년이 받아들일 수 있는 의사소통 방법이며, 미술치료가 청소년에게 주는 가장 큰 장점은 미술표현이 절망적이고 무기력한 청소년에게 다가갈 수 있다는 것이며, 다음과 같은 이유 때문에 성공적이라고 하였다.

첫째, 자신이 통제력을 가지며, 둘째, 창작활동의 즐거움, 새로운 시도, 자신의 작품을 통해 자신의 생각을 이야기하므로 거부감을 줄여 주고, 셋째, 그들의 작품을 존중해 줄 때 자존감을 얻게 되며, 넷째, 그들 작품세계에서 무엇이든 다 할 수 있는 기회가 생겨 그들의 이상적인 견해를 나타내 볼 수 있고, 다섯째, 자신들의 문제를 구체화시킴으로써 제3자의 눈으로 자신이 문제를 해결할 수 있고, 변화를 시도할 때 작품을 통해 미리 연습해 볼 수 있기 때문이다(박혜경, 2005 재인용).

청소년기는 자아성장과 개발이 주요한 과업이 되는 시기다. 자아의 성장과 개발을 위하여 예술을 통해 표현되는 과정은 무정형하고 혼돈스러운 자아를 구체적으로 객관화함으로써 자신을 직면하고 수용할 수 있는 기회를 제공한다. 부모로부터의 독립, 관계문제, 자신의 능력과 미래와 관련하여 나타난 문제들로 인하여 우울감이 나타나게 된 청소년은 미술활동을 하는 과정에서 내면 표출 및 욕구 발산이 되면서 무표정, 신경질적인 반응 등 우울 행동이 감소한다.

또한 자기애를 형성하지 못한 청소년은 에너지 분출과 분노 표출 등의 반복되는 미술작업의 과정을 통하여 억압으로 인한 무기력과 무감각한 것들을 회복하고 내면의 감정을 표출하여 자신의 감정을 표현한다(이주영, 2005 재인용).

이처럼 미술의 표현을 통해 청소년들이 자아를 강화시켜 인식의 폭을 넓히고 심리적 불안이나 갈등을 완화시키며 승화시킬 수 있다. 미술은 그들에게 화면 위에 자기 자신의 우주를 만들고 치유적인 효과를 경험할 기회를 마련할 수 있다.

4. 미술치료의 환경

환경은 창조적 과정을 경험하는 공간의 하나로서 미술치료를 시작하는 데 중요한 부분이다. 이 고유한 창조 과정을 경험하도록 하기 위한 방법 중 가장 자연스러운 방법은, 진정으로 자유로울 수 있는 물리적·심리적 환경을 창조하는 것이다(Rubin, 2001).

안정되고 일관성이 있는 예측 가능한 환경은 자신의 일상생활에서의 억압을 완전히 자유롭게, 그리고 진정으로 표현하게 해 주므로 치료자는 산만하지 않고 창조성의 촉진을 최대화할 수 있도록 물리적 심리적 조건을 잘 알고 있어야 한다.

1) 물리적 환경

미술치료를 하기 위해서 공간적인 환경을 확보하는 것은 매우 중요한 부분이다. 적당히 넓고 밝으며, 비교적 조용하고 개인적인 비밀을 보장할 수 있는 공간이 좋다. 내담자의 상태에 따라 치료실의 공간적 환경이 커다란 영향을 미칠 수 있으며 치료방법도 영향을 받을 수 있다. 또한 작업활동 결과 및 재료를 잘 보관하고 전시할 수 있는 공간도 확보되어야 좋다. 자신의 작품활동 결과를 내담자가 확인하면서 변화를 느끼는 것은 치료 과정에서 매우 중요하며, 자신의 내면을 자극하여 새로운 사고를 유도하는 데 도움이 된다.

이외에도 물을 쉽게 사용할 수 있도록 세면대가 설치되어 있는 것이 좋으며, 통풍이 잘되고 자연광이 들어올 수 있는 창문과, 적절한 조명의 선택도 중요하다.

2) 시간적 환경

미술치료의 시간 구성은 치료목표나 대상, 방법에 따라서 다양하게 결정된다. 치료 시간은 주 1~2회, 1회에 50~90분 정도로 실시하며 중도에 끝을 내는 것은 좋지 않다. 그러나 시간은 내담자의 집중력에 따라 조절될 수 있으며 20분 이내에 끝낼 수도 있다. 성격적으로 경직되고 강박적인 내담자에게는 시간을 충분히 주거나 특별히 치료시간을 제한하지 않고 작품의 완성시간을 줄 수 있으나 무절제한 내담자의 경우에는 시간제한을 철저히 지켜야 한다. 그러나 특별한 경우를 제외하고는 내담자들에게 미술활동을 위한 충분한 시간을 주는 것이 필요하다.

대체로 주 1회 정도의 상담과 치료가 이루어지며, 첫 상담에서는 언어에 의한 접촉을 하며, 시간계획, 도구의 선택, 그림의 주제 선정 등 다양한 내용들이 다루어진다.

5. 미술치료의 매체

1) 미술매체의 선택

미술치료는 미술재료의 사용에 따라서 치료효과가 많은 영향을 받게 된다. 따라서 미술치료사는 재료가 가지는 치료적인 효과에 대한 깊은 이해가 필요하며, 치료의 목표와 방향이나 아동의 요구에 따라서 융통성 있게 선택해야 한다. 이때 고려해야 할 중요한 점은 촉진과 통제이다. 따라서 미술치료사는 미술매체들의 특성에 따라 어떤 효과를 낼 수 있느냐를 고려하여 선택해야 하며, 환자의 욕구에 민감하게 반응할 줄 알아야 한다(Wadeson, 1980).

미술재료와 내용은 환자의 성향, 장애의 특성에 따라 다르게 적용된다. 예를 들어 언어가 결핍된 환자에게는 부드러운 묽은 점토 등을 통한 활동이 좋다. 미술치료를 위한 매체는 각각 다른 통제감을 줄 수 있는데, 과잉 행동이나 충동성을 보이는 ADHD 아동의 경우에는 암석이나 나무 또는 플라스틱 등의 통제가 강한 조소활동이 그 효과가 크다고 할 수 있다.

〈미술매체의 특성(Landgarten, 1987)〉

젖은점토	그림물감	부드러운점토	오일파스텔	두꺼운켄트지	콜라주	단단한점토	얇은켄트지	색연필	연필
1	2	3	4	5	6	7	8	9	10

가장 낮게 통제   가장 높게 통제

미술치료의 매체 선택 시 유의 사항으로는 다음과 같다.

−접근성이 좋아야 한다.

−표현재료에 변화를 주어야 한다.

−안전하고 위생적이어야 한다.

−감각에 맞게 자극하고 통합할 수 있어야 한다.

−운동감각과 심리적 상태, 발달 단계를 고려해야 한다.

2) 미술매체의 활용

미술치료에 있어 치료사는 미술매체가 가진 각각의 특징을 통해 내담자의 상태를 파악할 수 있게 된다. 즉, 연필을 사용한 경우 선의 특징을 관찰하고, 색채의 경우 색이 가진 특성과 상징적 의미 등을 통해 심리변화를 탐색할 수 있고 그에 따른 치료를 병행할 수 있는 것이다. 또한 내담자가 선택한 재료의 촉감, 유동성 등을 통해 진단하기도 한다. 예를 들어 내담자가 딱딱한 재료만을 선택하여 쓰는 경우 경직되고 공격적일 수 있으므로 서서히 둥글고 부드러운 재료를 쓰도록 유도하는 것이 좋다.

일반적으로 미술치료 시에 미술매체는 내담자가 자유롭게 선택하도록 하는 것이 바람직하나, 재료에 대한 이해가 부족하거나 사용방법을 모르고 있을 때는 치료사가 미술매체를 적절히 제시해 줄 필요가 있다. 이 가운데 환자와 치료자 간에 라포가 형성되면, 이때부터 재료사용 및 표현방법에 대한 명백한 이유를 설명하고 상황에 따라 내담자를 더욱 촉진시키기 위한 제안을 한다. 촉진을 위한 매체로는 비구조화된 재료들을 사용하는 것이 좋다. 이는 비구조화된 재료들은 스스로 능동적으로 생각하고 독창적으로 표현을 할 수 있도록 유도하기 때문이다. 이를 위해서는 내담자가 자발적으로 재료를 선택하고 사용할 수 있도록 색상, 재질, 크기, 형태, 종류 등이 다양한 재료를 제공하는 것이 좋다. 이러한 다양한 재료의 활용을 통해 내담자는 상상력을 개발할 수 있다.

치료사는 미술치료 시에 내담자의 특성을 고려하여 미술매체를 선택할 수 있다. 매체의 선택에 있어 내담자의 특성과 반대성향의 재료를 제공하는 것은 그의 내면세계에 억압된 부분을 재통합하는 기회를 줄 수 있으므로 매우 중요하다. 예를 들어 충동적 성향을 가진 청소년에게는 색연필·사인펜과 같은 딱딱한 재료를 사용해 충동적 성향을 통제할 수 있어야 하고, 강박관념이나 성격이 경직된 청소년에게는 진흙이나 핑거페인팅 등이 좋으나 충동적인 청소년에게는 충동적 성향을 더욱 심화시킬 수 있고 퇴행을 촉진시킬 수 있으므로 유의해야 한다.

반면 너무 생소한 재료는 자아가 미성숙한 경우 좌절감을 경험하게 하며, 쉽게 찢어지는 신문지나 잘 부서지는 분필과 같은 재료들은 적절하게 사용되지 않을 경우 오히려 좌절을 유발시킬 수 있으므로 주의해야 한다.

6. 미술치료의 형태

1) 개인미술치료

개인미술치료는 청소년과 미술치료사가 일대일로 진행하는 것을 말한다. 개인미술치료는 청소년의 개인적 특성에 맞추어 깊이 있는 접근이 가능하다는 장점이 있다. 일반적으로 청소년에게 개인미술치료를 실시하기 전에는 인터뷰, 객관적 검사, 행동 관찰 등을 통해 문제를 정확하게 파악하고, 이를 토대로 치료의 목표를 설정한다. 개인미술치료는 대체로 45~50분 정도가 적당하나 특수 청소년의 경우 미술치료 외에 부모상담이 요구되며, 별도로 지속적인 부모교육이 진행되는 것이 바람직하다.

2) 집단미술치료

집단미술치료는 다양한 청소년이 집단으로 참여하는 방법으로, 청소년의 개인적 특성에 맞추어 진행되기보다는 사회성 함양 및 생활적응력의 향상을 목표로 좀 더 포괄적으로 진행된다. 집단미술치료는 미술재료를 공동으로 쓰거나 공동작업을 하고 공동원의 그림을 보완해 주면서 관계 경험을 자연스럽게 하게 되어, 집단원끼리 서로 다른 사회적 기술을 습득하고, 서로에게 피드백을 주고받을 기회가 많아져 집단원 간에 상호작용이 자연스럽게 일어날 수 있어 생활적응력 향상에 큰 효과가 있다. 또한, 집단 속에서 소속감과 친밀함을 경험함으로써 자기 표현력과 개방성이 증진된다. 또한 작품 제작 후에 집단원과의 평가, 토론은 대인관계의 개선 효과를 높일 수 있다.

7. 미술치료의 기법

1) 진단으로서의 미술치료 기법

의식 속에서 이루어지며, 이성의 통제를 받는 언어와 달리 그림은 비언어적 수단으로 내적 이미지를 표현하는 데 적합한 수단이 된다. 언어로 자신을 표현하기 어려울 때 그림은 자신의 감정과 무의식을 쉽게 드러낼 수 있게 되는 것이다.

그림은 내담자가 획득한 개념과 생활경험의 표현이며, 내담자 자신의 욕구와 환경에 대한 태도를 표현하는 투사적 기능을 가지고 있어 그림을 통해 내담자의 심리진단이 가능하게 된다. 또한 미술활동은 심상의 표현으로 청소년들의 여러 가지 욕구 불만이 표출되는 경우가 많으므로 이를 통해 청소년의 성격을 진단할 수 있을 뿐 아니라 이를 통해 치료할 수 있다.

(1) 진단과 해석

그림의 해석은 전체적 평가, 형태적 분석과 내용적 분석으로 구분된다.

① 전체적인 평가: 그림의 부분적인 요소, 전체적인 느낌 분위기, 조화, 구조 등을 바탕으로 사회적인 관계, 신체에 대한 왜곡, 적응력을 파악해야 한다.
② 형태적 분석: 그림의 필압, 그림을 그려 나가는 순서, 위치, 크기, 음영 지우개의 사용 정도, 운동성 등을 통해 성격을 파악해 나가는 것이다.
③ 내용적 분석: 어떻게 그렸느냐가 아니라 무엇을 그렸느냐가 중요하게

다루어지며, 특징적인 사인이 무엇인가? 그림에 그려진 그 무엇들의 상징적인 의미는 무엇인지를 파악하고 특징들의 의미를 찾아내야 한다.

그러나 진단에 있어서 결과물만을 보고 내담자가 어떤 문제 또는 장애를 가지고 있다고 속단하는 것은 매우 위험하다. 따라서 그림을 그리고 난 뒤의 언어화 작업이 중요하다. 또한 진단을 할 때는 대상의 연령, 환경, 상황, 그리고 특성을 고려해야 하며, 이런 요소들을 모두 파악한 뒤에야 미술치료가 진단을 위해 쓰이게 되는 것이다. 여러 가지 자료 중에 하나로 생각하게 하고, 한 장의 그림보다는 여러 장의 그림에 의한 판단이 요구된다.

(2) 진단을 위한 미술활동

① 인물화 성격검사(DAP: Draw A Person) 검사

인물화 성격검사의 발달배경은 1926년 굿이너프(Goodenough)가 인물화 검사를 아동의 지능측정을 위한 심리검사도구로 발표함으로써 그림과 지능의 관계를 규명했다. 1948년 마코버(Machover)는 인물화 검사를 아동 및 청소년을 위한 투사적 성격검사로 발전시켰으며, 1966년 코피츠(Koppitz)는 발달에 따른 점수화 체제와 인물화의 분석을 연구하여 마코버(Machover)의 아동 및 청소년 대상 인물화 검사를 성인대상으로 사용할 수 있도록 발전시켰다.

인물화에 의한 성격진단 검사는 다른 여러 가지 투사검사 중 보다 더 깊이 있는 무의식적 심리현상을 표현할 수 있는 것이어서 아동은 물론 성인에 이르기까지 적용시킬 수 있다. 이 검사는 자유화에 비하여 저항이 적고 HTP나 KHTP의 기초가 되므로 심리진단 도구로 많이 사용된다. 또한 실

시하기가 매우 간단하고 단시간에 작성할 수 있으면서도 중간단계를 거치지 않고 그려진 그림에서 직접 해석할 수 있다.

② 집-나무-사람 검사(HTP: House-Tree-Person)

1948년 정신분석가 벅(Buck)에 의해 개발된 것으로 심리학적 바탕은 프로이트의 정신분석학으로 투사적인 측면이 강조되었다. 이 검사는 내담자의 성격, 성숙, 발달, 융통성 등의 통합 정도와 현실에 주어지는 문제해결 능력, 환경과의 상호작용 정보를 파악할 수 있다. 집·나무·사람은 누구에게나 친밀감을 주는 과제이기 때문에 솔직하고 자유스러운 언어표현을 시킬 수 있는 자극으로 이용할 수 있다. 진단도구로 가장 많이 쓰이고 있으며 치료 전의 상태와 치료 후의 상태를 진단하는 데 유용하다. 방법으로는 4장에 나누어 그리는 방법과 한 장에 통합해 그리는 방법이 있다.

③ 동적 집-나무-사람 검사(KHTP: Kinetic House-Tree-Person)

동적 집-나무-사람 검사는 한 장의 도화지 안에 집, 나무, 사람을 동시에 그려 보도록 함으로써 전체적으로 많은 것을 볼 수 있는 기법이다. 집·나무·사람 서로 간의 상호작용 및 상호관계는 그리는 사람에 의해서 만들어진 시각적 은유를 반영하고 있으며 언어적 표현의 한계를 넘어서는 다양한 정보를 제공한다. 기존의 HTP검사는 정신병리적 명명의 진단적 사용에 중점을 두었다는 점과 각 그림이 행동이나 상호작용을 나타낼 수 없다는 점 등의 제한점이 지적되어 왔다. Burn은 이러한 HTP검사의 문제점을 보완하고 역동성을 부여하도록 KHTP기법을 발전시켜 그림을 통해 얻을 수 있는 정보의 양적·질적 향상을 가져왔다.

④ 나무 그림 검사(Tree-Test)

내담자에게 열매가 달린 나무를 한 그루 그리게 한 뒤 완성된 나무 그림을 통해 심리적 상태를 찾아내려는 의도의 기법이다. 나무는 성장과정을 표현해 주는 자아의 측면을 나타낸다. 나무 그림을 통해서 보는 심리검사는 가장 순수하고, 솔직하고, 자유로운 마음을 주변 사람들을 의식하지 않으면서 깊이 감추어져 있는 내면세계를 아무런 방어 없이 자유롭게 분출할 수 있다. 대체로 그림을 분석할 때는 나무의 줄기, 뿌리, 잎, 가지, 열매 그리고 전체적인 인상 등을 기준으로 분석된다.

⑤ 동적 가족화 검사(KFD: Kinetic Family Drawing)

동적 가족화는 내담자로 하여금 가족을 그리게 하여 가족의 서열, 분위기 또는 가족의 지각을 파악하는 데 쓰인다. 동적 가족화는 가족의 역동을 바탕으로 자신에 대한 시각적 은유를 부여해 주는 것으로서 가족체계 이론과 미술치료 이론이 접목된 가족 미술심리치료에서 많이 사용한다. 가족화는 내담자가 그림으로 그려내는 내용물 하나하나에 그 상징성을 부여한다. 부모님의 위치, 자신의 위치, 크기, 동작, 표정, 전체적인 그림의 조화, 스타일 등을 통해서 가족의 역동성을 엿볼 수 있다.

⑥ 풍경구성법(LMT: Landscape Montage Technique)

풍경구성법은 원래 정신분열증 환자를 주 대상으로 모래상자 요법의 가능성을 결정하는 예비검사로서 고안되었다가, 독자적인 가치가 인정되고 이론적으로 분석되어 많이 활용되고 있다. 도화지에 산·강·길·집·나무·사람·꽃·돌 등을 치료자가 제시하는 방향으로 그리고 마지막에 그리고 싶은 사물이 있으면 그려 넣게 한다. 그다음 채색을 하도록 한다. 다 그린 후 치료사는 여러 가지 질문과, 각 항목의 구성과 색채, 각 요소들이 가지고 있는 의미를 통해 내담자의 상태를 파악할 수 있다. 그러나 각 항목의 크기와 위치 등에 따라 그 의미는 다르게 해석될 수 있으며, 청소년의 생활환경과 경험 및 이해에 따라 다양하게 나타날 수 있다는 것에 유념해야 한다.

⑦ 동그라미 중심 가족화(FCCD: Family Centered Circle Drawing)

동그라미 중심 가족화는 번스(Burns)에 의해 처음으로 개발된 투영적 미술치료 기법이다. 크레인(Crain, 1980)은 "만다라는 대칭적인 도형으로 본질적으로 중심화의 상징이며 기본적인 통일성이나 전체성, 다시 말해 존재에 이르는 통로를 나타낸다."라고 하였다. 인간은 정서적으로 초점을 모으게 되면, 인간에 대한 통찰이 생기고 치료가 된다는 것이다. 따라서 인격 형성에 있어 중심화는 본질적으로 중요하다.

이 검사법은 검사용지 중심에 그려진 원 안에 그림을 그리게 한다. 그리고 각 인물은 그 인물 주위에 그려진 상징에 둘러싸여 있다. 이 상징은 시각적인 자유연상을 기본으로 하고 있으며, 이 상징에서 추상된 사고와 정서를 발견할 수 있다. 즉, 내재되어 있는 부모와 자신과의 관계를 보고, 그 관계를 통해 자기 자신을 바라보도록 하는 방법이다(한국미술치료학회, 1995: 585).

⑧ 콜라주(Collage) 검사

콜라주 기법은 미술활동에 거부감을 가지는 청소년들에게 많이 사용되고 있는 미술치료 기법으로 잡지나 신문 등에 나와 있는 그림이나 내용들 중에서 자신이 붙이고 싶은 것들을 붙여 내용을 만드는 방법으로 비교적 쉬워서 청소년들이 하기에 부담이 없다. 이 기법은 미술에 대한 거부감을 감소시키고 표현이 쉬우며 정확한 감정전달에 용이하다는 장점이 있다.

⑨ KSD(Kinetic School Drawing) 또는 친구화 검사

KSD는 학교의 친구와 선생님을 포함해서 그림을 그리게 하여 내담자의 학교생활을 분석한다. KFD와 함께 받아 보면 더 효과적이다. 그리고 친구화는 학급집단 내의 사회적 위치나 역할, 적응상태를 파악하기 위해서 사용한다.

⑩ 자유화 검사

자유화는 말 그대로 그리고 싶은 것을 그리는 방법이다. 주제를 따로 주지 않고 원하는 대로 그리도록 하는 자유화는, 지시나 제한을 최소한으로 주므로 청소년의 반응 폭과 선택이 잘 드러나게 되어 다른 투사적 기법들에 비해 청소년의 성격과 생각, 관심사를 더 직접적으로 표현해 주고, 때로 매우 개인적인 경험이 드러나기도 한다.

2) 치료로서의 미술치료 기법

(1) 미술의 치료적 성격

치료로서의 미술치료 기법은 미술작업 과정을 통해 치료적 효과를 줄 수 있는 기법을 말한다. 여기서 미술의 치료적 성격이 의미하는 것은 미술활동을 통하여 환자의 문제 성격이나 행동이 경감되는 현상이라고 할 수 있다. 미술을 통해 한 번도 표출한 적이 없는 감정을 안전하게 발산하는 것을 경험하기도

하고, 불분명했던 생각들을 정리하며 혼란이 정화되기도 한다. 또한 과거를 재구성하기도 한다.

(2) 치료를 위한 미술활동

치료를 위한 미술기법은 매우 다양하며 각각의 기법은 내담자의 상태나 환경을 고려하여 실시한다.

① 난화 이야기법

난화 이야기법은 난화 기법과 이야기법을 응용하여 선을 자유롭게 그린 후 그것을 이미지화하여 그림의 형체를 만들며 그 내용을 바탕으로 서로 이야기를 꾸며 가는 방법이다. 이 방법은 내담자로 하여금 자신이 느낀 이미지를 난화에 투사하도록 하고, 또 청소년의 감정과 맞추어 나가는 것을 중시한다. 이 기법은 심상의 형성이 중요하며, 이야기를 만들어 나가면서 무의식 속에 내면의 동기를 의식화하여 밝혀낼 수 있게 해 준다.

② 콜라주 기법

콜라주 기법은 최근에 많이 사용되는 기법으로 사진이나 그림을 제시하고 거기서 골라서 붙이게 함으로써 거부감이 감소되고 표현이 쉽고 그리는 것보다 정확한 감정전달이 될 수 있다. 이 기법은 그림 그리기를 부담스러워하는 청소년들에게 좋다.

③ 만다라 그리기

만다라 그리기는 원 안에 그림을 그리게 함으로써 감정을 통합하는 작업이다. 집중력과 안정을 주고 내담자의 기억과 감정을 통합하는 데 유용하다. 정서적인 안정과 저항의 감소, 긴장의 이완 등의 효과를 나타내며, 스트레스 해소에도 큰 도움이 된다. 발달장애 청소년의 경우 도안이 그려진 만다라에 색칠을 하도록 하여 집중력을 향상시킬 수 있고, 지점토 위에 곡물을 이용한 만다라의 경우 감각을 자극하고 긴장을 완화할 수 있어 불안장애를 지닌 청소년들에게도 효과적이다.

④ 핑거페인팅(Finger painting)

핑거페인팅 기법은 주로 미술치료 초기나 말기에 사용하는데, 손으로 자유롭게 그림으로써 정서적인 안정과 저항의 감소, 긴장의 이완 등의 효과를 나타내며, 스트레스 해소에도 큰 도움이 된다. 특히 경직된 내담자에게 적용하면 억제된 내면을 해소시킬 수 있어 좋다.

⑤ 테두리법

도화지에 테두리를 그려서 건네주는 기법으로, 묘화를 자극하고, 그림에 대한 부담과 공포를 줄일 수 있고 심리적 지지도 해 줄 수 있어 자아가 허약한 청소년들에게 많이 사용된다.

⑥ 점토 만들기

점토활용 기법은 점토를 주무르고 누르고 찌르고 붙여 보면서 점토가 가진 질감과 유동성을 이용하여 표현하는 것이다. 이는 내담자의 감각적인 부분을 자극하여 감각기관을 활성화하고, 긴장이 이완되며 에너지가 강화되고 신진대사의 활력을 얻을 수 있어 많이 사용된다. 또한 점토는 시각과 촉각을 강화할 수 있는 매우 중요한 역할을 한다. 즉, 점토를 통한 촉각 활동으로써 심리적 의미 창조를 위한 주요 매체와 경험적 자아가 발달되어 기본적 감각체계가 발달하게 된다. 이로써 공간개념이 발달하게 되고 이어 현실검증이 가능하게 된다. 특히 시각장애를 가진 청소년들에게는 점토로 사물을 똑같이 만들어 보는 작업을 통해 사물을 인지할 수 있으며, 자신의 모습을 촉각을 이용해 만들어 봄으로써 자기인식을 증가시킬 수 있다.

⑦ 습식화

습식화는 도화지를 물에 적셔 그 위에 수채화 물감을 떨어뜨려 번지는 효과를 이용한 것으로서, 경직된 내담자들에게 이완의 효과가 있고 내적 활기를 일깨울 수 있는 기법이다. 특히 틱장애와 같이 불안감을 가진 청소년에게 안정감을 줄 수 있어 효과가 있다.

⑧ 출발용지(Starter Sheet)법

처음 작업을 시작할 때 사용하는 기법으로, 종이에 치료사가 직접 잡지에서 얼굴사진을 오려 붙여 주거나 그려 준다. 출발용지(Starter Sheet)는 그림 그리는 데 저항이 있거나 공포, 수줍음 등을 줄여서 그림 그리기를 자극하고, 촉진하는 데 사용한다. 장애청소년이나 정신질환자에게 모두 사용할 수 있다.

⑨ 신체 본뜨기(Body Tracing)

큰 종이를 벽에 붙여 그 위에 환자를 서게 한 후 몸을 따라 선을 그려 본을 뜬 다음 그 선을 보며 자유롭게 자신이 느끼는 신체에 대해 표현하는 방법이다. 이는 자기 인식의 증가를 목표로 하는 게슈탈트 미술치료의 한 방법인데 신체의 모양을 통한 자아의식을 증진시킬 수 있다. 이는 신체 영상이나 자아개념이 부정적인 신체장애인의 자아개념을 높이는 데 주로 사용된다.

⑩ 공동화 기법

공동화 기법은 집단미술치료에서 사용되는 것으로 집단 속에 자기 이해와 집단 이해를 경험하게 하고, 협동심과 사회성을 기르는 데 도움을 준다. 이는 특히 자폐 아동 및 청소년이 타인과의 상호작용을 통해 사회성을 발달시키는 프로그램으로 효과적이다.

⑪ 데칼코마니

데칼코마니는 물감을 종이 한쪽에 짜서 반을 접고 펼친 후 연상되는 그림을 그리는 것으로 적절한 양과 기법을 적용하면 즐겁게 집중하게 하는 효과가 있다. 우연의 효과에 의한 그림은 신선한 상상력을 자극하며, 성취감을 맛볼 수 있고, 연상되는 것을 그림으로 그려봄으로써 내담자의 내면의 흐름을 볼 수 있다.

⑫ 감정차트 만들기

감정차트는 기쁨과 슬픔, 분노, 그 밖에 표현하고 싶은 다양한 감정을 그리거나 색으로 표현하거나 색종이를 오려 붙여 자신의 긍정적이고 부정적인 감정을 표출시키는 방법이다. 감정차트에는 내면의 감정이 드러나 있기 때문에 그림을 그린 사람의 성향을 파악할 수 있다.

8. 미술치료의 진행

1) 미술치료 회기의 진행

일반적으로 회기 안에서 미술치료의 진행 과정은 대략 도입, 활동, 토론의 순서로 진행된다.

(1) 도입

도입 부분에서는 서로 친밀해지면서 편안한 분위기를 조성하는 것이 중요하다. 또한 특수아동의 경우에는 재료 및 활동에 대한 이해가 부족하므로, 이 시간에 해야 하는 활동에 대해 간단히 설명하고 재료에 대한 이해를 돕는 과정이 필요하다.

(2) 활동

활동 부분은 적극적으로 작업에 들어가는 단계로서 청소년이 활동 자체에 몰입하여 깊은 경험을 할 수 있도록 불필요한 대화를 하지 않는다. 그러나 특수청소년의 경우에는 청소년의 시각적 표현을 언어적으로 반영해 주고, 적절한 반응을 해 주는 것이 필요하다.

(3) 토론

토론 부분은 먼저 자신의 작품을 다시 살펴보는 과정이 필요하다. 이 과정에서 치료사와 내담자, 내담자와 작품 사이에 상호작용이 일어나는데 관계가 신뢰할 수 있고 안정되어 있을수록 작품 안에서 더 많은 정보와 느낌을 가질 수 있다. 이 시기에 평가와 토론을 통해 작품에서 받은 느낌과 제작과정의 감정을 다룸으로써 더 깊은 자기인식의 기회를 마련할 수 있다.

2) 미술치료 프로그램의 과정

미술치료 프로그램의 과정은 일반적으로 초기, 중기, 후기단계로 나누어 볼 수 있는데, 각 단계에 맞는 목표와 방향을 설정하여 적절한 프로그램을 구성해야 한다. 특수아동을 위한 집단미술치료의 경우 12회기를 기준으로 하여 자세히 구분해 보면 다음과 같다.

(1) 초기단계(1~3회기)

초기단계에 치료사는 청소년이 보였던 행동이나 표정, 대화 등을 주의 깊게 관찰하고 이를 바탕으로 청소년에 대한 정보를 파악하는 단계이다. 이 시기는 미술활동에 대한 흥미를 유발하여 미술치료에 동기를 유발할 수 있는 다양한 시도를 통해 치료사와 라포를 형성하고 신뢰감을 구축한다. 12회기를 기준으로 했을 때 1~3회기 정도에 해당하는 시기이다.

(2) 중기단계(4~9회기)

중기단계는 치료사와 청소년 간에 형성된 신뢰관계를 기반으로 하여 그 청소년의 특성에 적합한 구체적인 미술활동에 들어가는 시기이다. 이 시기에는 치료사의 계획보다는 자신이 주도적인 역할을 할 수 있도록 적절한 융통성을 발휘해야 하며, 표출과 실행을 통해 청소년 스스로에 대한 인식이 확장되고 고통을 극복할 수 있는 힘이 생긴다.

—표출: 자유로운 표현을 유도하여 자신이 가지고 있는 주요 갈등과 불안, 우울 등의 부정적 감정을 미술매체나 언어로 표출시켜 긴장 이완, 스트레스 해소에 중점을 둔다.

—실행: 자각수준을 높여서 자신의 문제점을 깨닫고 해결점을 찾도록 유도하고 스트레스 상황, 자신이 취하는 행동에 대한 객관적인 이해를 하게 한다. 또한 자신감을 향상시키고 타인에 대한 이해능력을 향상시킬 수 있는 활동으로 이루어진다.

(3) 후기단계(10~12회기)

긍정적인 자아개념을 향상시키고 현실감과 함께 성장의지를 자극하여 희망과 자신감을 높이고, 자발적인 집단활동에 참여하도록 돕고 적절한 작용을 이끌어 내도록 한다.

3) 프로그램의 적용

(1) 자아정체성 확립을 촉진하는 미술치료 프로그램

청소년기에는 자신에 대해 확신을 갖고 자아정체성을 찾는 것이 무엇보다 중요한데, 아직 자신에 대한 확신이 없으므로 집단에 소속되려고 하는 경향이 있다. 따라서 집단과 자신을 동일시하거나 집단 정체감을 형성해 나가기도 한다. 미술치료는 내면에 있는 욕구와 감정들을 미술활동을 통해 발산하게 해 주며, 이러한 욕구를 통합해 줄 수 있다.

자화상 그리기와 셀프박스 만들기, 감정차트 만들기 등은 자신을 수용하고 보다 성숙한 또래 관계를 형성하는 데 도움을 주어, 자아정체성 확립을 촉진시키는 기법들이다.

① 자화상 그리기

다양한 크기의 상자를 만들고 그 위에 자신의 자화상을 여러 가지 모습으로 그리게 한다. 그런 다음 각종 채색 도구로 자화상을 꾸며 보라고 한다. 자화상이 그려진 여러 모양의 상자를 본드를 사용해 액자에 붙인다.

이 기법은 자신이 느끼는 '나'를 직접 그리면서 자아존중감에 접근할 수 있게 해 준다. 또한 여러 가지 다양한 모습의 자화상을 그려 봄으로써 내 안의 '나'가 하나가 아니라 여러 개 존재하고 있음을 알게 한다. 궁극적으로는 내적 통합을 이뤄야 한다는 것을 깨닫게 해 준다.

* 준비물: 다양한 크기의 상자, 채색도구, 본드, 액자

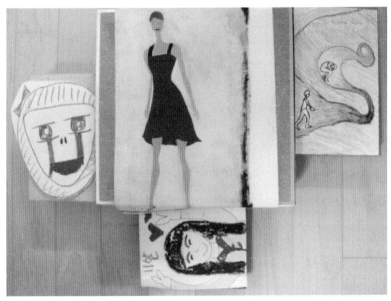

〈다양한 크기의 상자에 자화상 그리기〉

② 셀프박스(Self-box) 만들기

빈 상자를 이용하여 바깥쪽은 다른 사람이 보는 '나'를, 안쪽은 내가 보는 나의 모습을 그림으로 그리거나 또는 잡지에서 사진을 잘라 붙여 표현하게 한다. 이 작업은 외부 세계의 요구나 자신에 대한 기대 때문에 자신의 내적인 욕구에 얼마나 소홀한지 통찰하게 해 주며, 안과 밖이 균형 있게 발전할 수 있도록 촉진한다. 상자가 없을 경우 종이의 반을 접어 안쪽과 바깥쪽으로 나누어 붙여 볼 수 있다.

* 준비물: A4 크기의 상자, 채색도구, 잡지, 가위, 풀

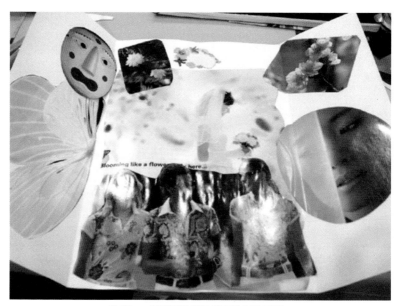

〈Self box - 도화지를 접어 안과 밖으로 표현〉

③ 감정차트 만들기

네 장의 종이를 준비한 뒤 각각의 종이에 기쁨과 슬픔, 분노, 그 밖의 표현하고 싶은 감정을 그림으로 그려 보라고 한다. 또는 한 장의 종이에 색깔

에 대한 느낌을 적는다. 예를 들어 빨강색은 어떤 느낌인지, 검정색은 어떤 느낌인지 적는 것이다. 감정차트에는 내면의 감정이 드러나 있기 때문에 그림을 그린 사람의 성향을 파악할 수 있다.

* 준비물: 종이, 연필, 채색도구, 색종이, 풀

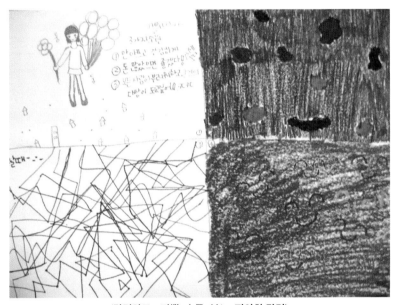

〈감정차트 - 기쁨, 슬픔, 분노, 편안한 감정〉

④ 명화 따라 그리기

명화집에서 작품 하나를 선택하여 복사한 다음, 치료를 받는 사람에게 그 그림을 준다. 그리고 복사한 명화에 색을 칠하게 하거나, 잡지나 색종이를 오리거나 찢어서 원하는 곳에 붙여 보게끔 한다. 말풍선을 만들어 명화에서 얻은 느낌을 직접 적어 보아도 좋다. 명화 속의 인물에 자신의 감정을 이입해 봄으로써 내면의 억압된 감정을 발산할 수 있게 해 준다.

* 준비물: 명화집, 종이, 채색도구, 잡지, 색종이, 풀

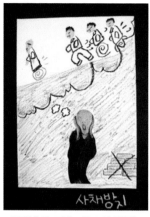
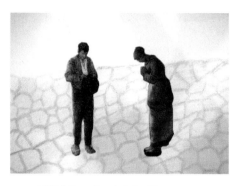

〈명화추론 그림 - 뭉크의 '절규'〉　　〈명화추론 그림 - 밀레의 '만종'〉

⑤ 내가 만일 거인이 된다면

내가 만일 거인이라면 어떤 일을 하고 싶은지 종이에 그리게 한다. 이것은 눈에 보이지 않는 투명인간이 되는 것과는 다른 의미로 접근해야 한다. 거인이 되는 것에는 공격 욕구의 표출도 들어 있지만, 성장 욕구 강화 프로그램으로 보는 것이 더 적합하다.

* 준비물: 종이, 연필, 크레파스, 색연필

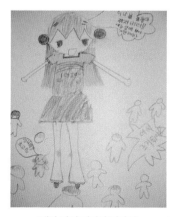

〈내가 만일 거인이 된다면〉

⑥ 인생 파노라마 그리기

자신의 과거와 현재, 미래를 영화의 한 장면처럼 만든다고 가정했을 때 가
장 인상 깊었던 장면들을 하나씩 순서대로 그려 본다. 기억할 수 있는 어
린 시절부터 앞으로 1년 혹은 10년 후까지 중 3~4가지를 순서대로 나타내
보도록 해 보아도 좋다. 글을 사용해도 좋고 추상적인 이미지를 나타내도
상관없다. 이 기법은 청소년이 자신의 삶을 통찰하고 자신에 대해 돌아볼
수 있어 효과적으로 쓰인다.

＊ 준비물: 종이, 크레파스, 색연필

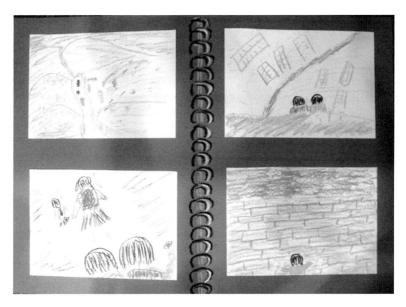

〈인생 파노라마 - 자신의 인생과정을 담는 앨범 만들기〉

⑦ 문 그리기

캔트지 위에 자신이 생각하는 형태의 문을 자유롭게 그린 후 문을 열 수
있도록 문 형태를 가위로 잘라 낸다(혹은 반으로 접을 수도 있다). 다른

종이에는 문을 열었을 때 보이는 이미지를 상상하여 그려 본다. 문 그리기는 자신의 외면과 내면을 인식할 수 있다. 재료의 선택에 따라 문의 크기와 형태, 색상, 개방적 혹은 폐쇄적 느낌 등의 표현들을 통해 자신의 개방성과 감정상태 등을 인식하게 된다.

* 준비물: 종이, 수채화 물감(혹은 다른 채색재료)

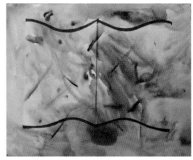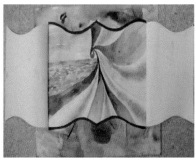

〈문의 안과 밖 그리기〉

(2) 사회성 발달을 위한 미술치료 프로그램

청소년은 부모로부터 심리적인 독립이 일어나는 시기로 가족보다는 교우관계가 중요한 대인관계로 자리 잡게 되며 친구의 영향력이 증대된다. 그러므로 청소년은 집단 지향적이고, 동료들과 관심사를 이야기하고자 하며, 상호 지지적이고 성인의 영향보다 동료에 의한 변화에 더 개방적이므로 집단미술치료가 적합하다. 또한 집단미술치료는 청소년의 특성에 적합한 집단치료와 창조적 활동을 가장 잘 연결시키는 방법 중의 하나로, 미술매체를 통해 내면의 감정을 표현하기 때문에 그림의 개입으로 언어적 표현을 쉽게 해 주고 잠재적 긴장이나 불안을 완화시켜 준다.

전지에 함께 그리기, 돌려 그리기, 옆 사람과 번갈아 가며 그리기, 색점토를 이용한 파티 상 차리기 등 집단으로 참여할 수 있는 프로그램은 타인에 대한 이해와 사회적 상호작용을 통해 자아개념을 강화할 수 있다.

① 전지에 집단화 그리기

전지를 바닥에 펼친 후, 하나의 주제를 주고 공동으로 그리게 한다. 혹은 각자의 섬을 그리고 그 섬을 서로 연결할 수 있는 방법을 상의하여 함께 그려 넣는다.

공동화 기법은 집단미술치료에서 사용되는 것으로 집단 속에 자기 이해와 집단 이해 및 협동심과 사회성을 기르는 데 도움을 준다.

* 준비물: 전지, 크레파스, 색연필

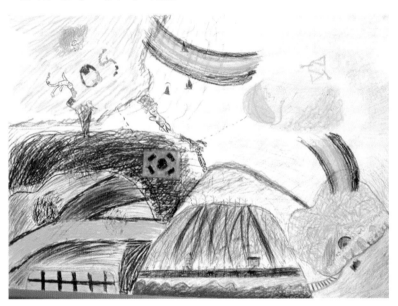

〈집단화 - 무인도 그리고 각각의 무인도를 잇는 다리 그리기〉

② 이어 그리기

각자 한 가지 색을 선택한 후, 3분 정도 그리고 옆 사람에게 넘겨주고, 그린 다음 그 옆 사람에게 넘겨주다가 본인의 그림이 자신에게로 돌아올 때까지 반복한다. 이 기법은 처음에 자신이 의도했던 그림에서 다른 사람들을 통한 그림의 변화를 봄으로써 인식의 전환을 가져올 수 있으며, 타인에 대해 이해하고 상호작용을 강화할 수 있다.

* 준비물: 종이, 크레파스 혹은 색연필

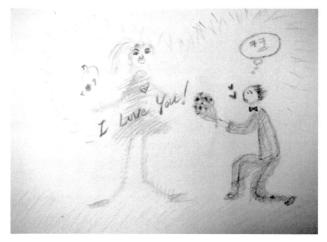

〈이어 그리기〉

③ 번갈아 그리기

두 사람이 한 종이 위에 함께 번갈아 가면서 그림을 그리는 것으로, 한 사람이 먼저 시작하면 다른 사람이 그 그림을 이어서 그린다. 만화같이 칸을 나눠서 이어 가게 하는 것도 좋다. 대화를 하지 않고 그림으로만 진행하게 하며, 자신과 타인을 이해하는 새로운 상호작용방법을 습득할 수 있다. 초기에 라포 형성을 위해 치료사와 내담자 사이에 진행되기도 한다.

* 준비물: 종이, 크레파스 혹은 색연필

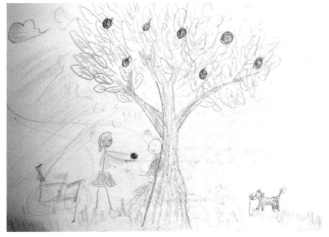

〈번갈아 그리기〉

(3) 창의성 계발을 위한 미술치료 프로그램

아동기뿐 아니라, 청소년기 역시 창의성을 키움으로써 사고의 폭을 넓히고 잠재력을 계발하며 자신감을 키울 수 있다. 게다가 청소년기는 아동기에 비해 보다 체계적이고 종합적인 사고를 할 수 있는 조건을 갖추고 있으므로, 적절한 자극으로 창의성을 계발하여 긍정적인 자아성취감을 높일 수 있다. 주변에서 볼 수 있는 재활용품을 이용한 기법들과, 사물을 새로운 각도에서 볼 수 있게 하는 다양한 재료의 결합 등을 통해 상상력을 자극하여 청소년의 가능성을 현실화시킬 수 있도록 돕는다.

① 달걀판을 이용한 생활 미술

버려진 달걀판 위에 아크릴 물감을 이용해서 장식해 보게 한다. 이 작업은 사물을 다른 용도로 바꾸는 법을 배우게 함으로써 같은 사물을 다른 각도에서 바라보는 유연성과 독창성, 민감성, 정교성 등을 키울 수 있게 한

다. 아크릴 물감 외에도 스티커, 잡지사진 등을 이용하여 다양한 작품을
만들 수 있다.

* 준비물: 달걀판, 아크릴 물감(그 외 채색재료), 붓

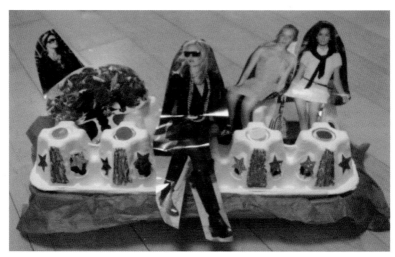

〈달걀판 위에 잡지와 스티커, 한지를 이용한 콜라주 - '무대 위의 내 모습'〉

② 물감 불기를 응용한 자유화

물감을 빨대로 불어 다양한 모양이 나오도록 표현해 보고, 물감이 뻗어 나
간 모양에서 연상되는 이미지를 덧붙여 그려 본다. 이 작업은 물감을 빨대
로 불면서 자신의 의도와 상관없이 만들어지는 우연적 효과를 경험하면서
미술에 대한 부담감을 감소시키고, 흥미를 유발할 수 있다. 또한 그 모양
에서 연상되는 이미지를 떠올려 새로운 작품으로 창조하는 과정은 청소년
들의 창의적 상상력을 자극할 수 있다.

* 준비물: 수채화 물감, 붓, 빨대, 도화지

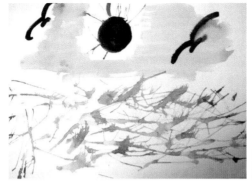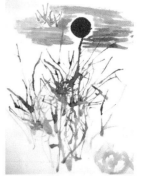

〈물감 불어 표현하기〉

③ 종이접기 구성(딱지)

여러 모양의 딱지를 접은 뒤 자신이 원하는 색을 칠하게 한다. 그리고 아름답다는 느낌이 들도록 캔버스에 배열하여 본드로 붙이도록 한다. 흔히 '딱지'라고 하면 우리의 전통놀이 가운데 하나인 '딱지치기'를 떠올린다. 하지만 여기서는 사고의 영역을 확장하여 딱지를 예술품으로 승화시키는 것이다. 이 작업을 통해 민감성과 정교성, 재구성력, 독창성 등을 키울 수 있다.

* 준비물: 여러 가지 모양의 딱지, 캔버스, 본드

④ 사물 결합하기

전혀 연관성이 없는 두 개의 사물을 제시한 뒤, 이 둘을 강제로 결합해서 하나의 사물을 만들어 보라고 한다(예를 들어 신발+바퀴). 전혀 관련이 없는 사물을 결합해 봄으로써 불만을 갖고 있던 현재의 상황을 객관적으로 볼 수 있는 여유를 갖게 한다. 또 문제 해결능력도 키울 수 있다.

* 준비물: 전혀 연관성이 없는 두 개의 사물, 종이, 풀, 가위, 채색도구

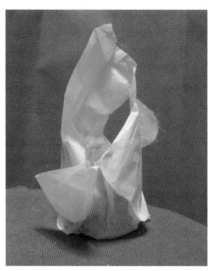

〈종이죽과 화선지를 결합한 작품 - '나의 모습': 얇고, 가볍고 잘 찢어지기 쉬운 듯해
보이는 자신의 외면과 무겁고 튼튼하고 강한 자신의 내면을 표현함〉

(4) 기타

그 밖에 만다라 그리기, 젖은 종이에 그리기, 핑거페인팅, 점토 등의 프로그
램을 통해 긴장을 완화하고 정서적 안정에 도움을 줄 수 있다.

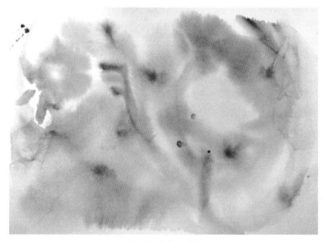

〈젖은 종이에 그리기〉

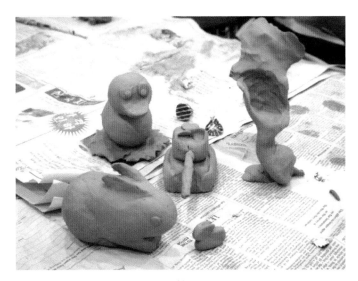

〈점토〉

PART 03
청소년 이상심리

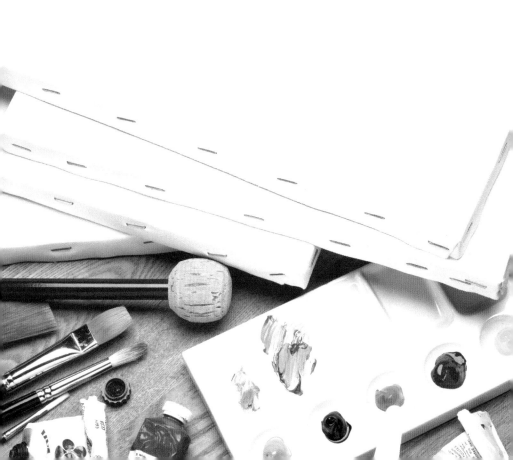

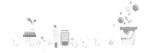

청소년 이상심리

1. 정신분열증

1) 정신분열증의 정의

정신분열증은 인간에게 영향을 주는 가장 심각하고 복잡한 심리적 장애 중 하나이다. 정신분열증이란 개념은 뇌의 기질적 이상은 없는 상태에서 사고와 정동, 지각, 행동 등 인격의 여러 측면에 장애를 초래하는 뇌기능장애라는 것이 일반적 견해이다. 의학 사전(New Gould Medical Dictionary)에는 정신분열증이란 정신병의 한 가지로서 청소년기나 성인기 초기에 발병하는 일이 많고, 특징은 환경과의 관계와 개념형성에 장애가 있고 정서적, 행동적 그리고 지능적 장애도 질적·양적으로 생기며 정신분열증에 걸린 사람은 현실을 도피하고, 감정표현이 적절하지 않으며, 사고의 진행에 심각한 장애 및 퇴행성 경향(regressive tendencies)이 생기고, 환각(hallucination)과 망상(delusion)이 수반되는 수도 있다고 기술하고 있다.

지금까지 청소년기에 발병하는 정신분열증도 성인의 정신분열증 진단준거

(DSM과 ICD)에 따라 진단되고 있다. 대부분 사례에서 정신분열증은 종래 알려진 것보다 이르게, 즉 아동기나 청소년기에 시작된다. 이 병은 인지, 사회 정서 발달과 기능을 방해해서 지각과 주의, 기억, 언어, 사고, 의지, 판단, 감정 등을 왜곡시키고 방해한다.

2) 정신분열증의 원인

정신분열증의 원인은 아직 잘 알려져 있지 않다. 정신분열증의 진단 기준이 아직은 동질적 집단을 구성하지 못하고 있으며, 정신분열증 환자들에 대한 연구결과는 매우 비일관적이고 복잡한 양상을 나타내고 있다. 최근의 연구결과에 따르면, 정신분열증은 생물학적 요인과 밀접하게 연관되어 있음이 시사되고 있다.

(1) 생물학적 요인

생물학적 입장에서는 정신분열증을 뇌의 장애로 규정하고 유전적 요인, 뇌의 구조적 또는 기능적 결합, 신경전달물질의 이상 등의 관련성을 밝히는 연구가 진행되고 있다. 정신분열증은 유전적 요인이 강력한 영향을 미치는 것으로 알려지고 있다. 가계연구에 따르면 정신분열증 환자의 부모나 형제자매는 일반인의 10배, 정신분열증 환자의 자녀는 일반인의 15배까지 정신분열증에 걸리는 비율이 높다. 심지어 삼촌 이내의 친족에서는 일반인의 2.4~4배 가까운 발병률을 나타냈다. 부모 모두가 정신분열증 환자일 경우에는 자녀의 36% 정도가 정신분열증을 나타내는 것으로 보고되어 있다. 쌍둥이 연구에서도 일란성 쌍둥이의 공병률은 57% 정도, 이란성 쌍둥이는 남녀의 성이 같은 경우에는

12%, 성이 다른 경우에는 6% 정도로 보고되어 있다. 이러한 결과들은 정신분열증에 대한 유전적 요인의 강력한 영향력을 시사하는 것이다.

그러나 유전자가 완전히 동일한 일란성 쌍둥이의 경우에도 공병률이 57% 정도라는 것은 유전적 요인 이외에 여러 가지 다른 요인이 정신분열증의 발병에 관여한다는 것을 의미한다.

정신분열증이 특정한 단일 유전자의 이상과 관련된다는 가설과 여러 유전자의 복합적 관계와 더불어 환경적 요인과의 상호작용이 중요하다는 가설이 있다. 정신분열증의 유전적 측면에 대한 주된 연구방법은 유전자를 확인하는 것과 아울러 정신분열증 환자가 정신분열증 계열의 증상을 나타내는 사람들과 구별되는 유전적 요인을 규명하는 것이다. 그러나 설혹 유전자의 이상이 밝혀진다 하더라도, 이러한 유전자의 이상이 어떤 경로나 환경과의 상호작용을 통해 심리적 적응기능에 영향을 미쳐 정신분열증을 유발하는지를 설명해야 하는 과제가 남아 있다. 정신분열증 환자 부모들의 독특한 행동, 성격, 태도, 가족 상호관계는 정신분열증의 원인이 될 수 있다.

특히 어머니의 행동은 어린이의 행동에 영향을 미치게 되는데 어머니가 어린이에게 반응할 때 사랑으로 대하지 않을 경우 어린이는 절망과 분노를 느끼게 된다. 불안한 어머니의 영아는 또한 불안하며, 어머니의 공격성·불안·거절 등의 정신증적 반응과 아버지의 부적절하고 수동적인 무관심은 어린이에게 큰 영향을 준다. 정신분열증 어린이의 어머니는 정서적으로 자녀들과 가까이할 수 없으며, 또한 자녀들의 요구와 느낌을 이해하지 못하면서 지나치게 소유욕이 강해 적대적 관계를 유지하려는 경향이 있어 이러한 어머니는 자기 어머니에게서 받았던 것을 자녀에게 그대로 행한다는 것이다.

정신분열증은 뇌의 구조적 이상과 관련된다는 주장이 제기되고 있다. 정신분열증 환자는 정상인보다 뇌실의 크기가 크고 뇌 피질의 양이 적으며 전두엽, 변연계, 기저신경절, 시상, 뇌간, 소뇌에서 이상을 나타낸다는 다양한 연구결과가 보고되고 있다. 그러나 이러한 결과들은 일관성 있게 재확인되고 있지 않다. 여러 연구에서 외측 뇌실의 확장이 보고되었으나, 주로 음성증상을 나타내는 정신분열증 환자의 경우에만 이러한 이상이 있었으며 정신분열증 환자의 20~50%는 뇌실에 아무런 문제가 없었다. 최근에는 이러한 뇌실의 확장이 정신분열증 환자뿐만 아니라 양극성 장애, 신경성 식욕부진증, 알코올중독 환자에게도 나타난다는 연구 결과가 보고되고 있다.

이 밖에 생물학적 환경이 정신분열증의 유발에 영향을 미친다는 주장도 있다. 출생 전후의 생물학적 환경이 중요하며 태내조건(예: 어머니의 임신 중의 외상, 영양실조, 감염, 중독 등), 출생 시의 문제(예: 어머니의 출산 중 외상, 산소결핍, 감염, 출혈 등), 출생 직후의 문제(예: 출생 직후의 영양부족, 질병, 사고 등)가 정신분열증의 원인이 될 수 있다는 주장이다. 이러한 요인은 정신분열증의 직접적인 원인이기보다는 유전적 취약성을 발현시키는 작용을 하는 것으로 여겨지고 있다.

(2) 심리적 요인

인지적 입장에서는 정신분열증 환자들이 나타내는 주의장애에 초점을 두고 있다. 주의(attention)는 인간이 지적 기능의 수행을 위해 정보를 선택하고 처리하는 데에 필수적인 기능이다. 인지적 입장을 지닌 학자들은 정신분열증이 기본적으로 사고장애이며, 사고장애는 주의 기능의 손상에 기인한다고 주장한다.

정신분열증 환자들은 장애의 초기단계에 주의집중의 곤란과 시공간 지각의 변화를 호소하며 심리적인 혼란을 경험하는 경향이 있다. 주의 기능이 손상되면, 부적절한 정보를 억제하지 못하므로 많은 정보가 의식에 밀려들어 정보의 홍수를 이루게 되므로 심한 심리적 혼란을 경험하게 된다. 또한 정신분열증 환자들이 비논리적이고 와해된 사고와 언행을 나타내는 이유는 의식에 침투하는 부적절한 정보를 억제하지 못하기 때문이다. 실제로 정신분열증 환자들은 주의 기능이 관여되는 대부분의 인지적 과제에서 수행 저하를 나타낸다. 어린 시절 부모와의 관계, 자라면서 겪게 되는 사랑과 미움, 즐거움과 괴로움, 무서움, 창피, 죄에 대한 생각 등 사람과 사람 사이에서 이루어지는 경험이나 신체가 기본적으로 요구하는 숨 쉬고 먹고 마시는 일, 잠자고 꿈꾸는 일 등 심리적 갈등이 정신장애의 원인이 될 수 있다. 반복적인 이별은 반복된 불안으로부터 방어하기 위하여 다른 사람과도 격리되려고 한다. 초기 모성의 박탈은 지나치게 그때 당시 괴로워하거나 성장 후에 지나친 의존성을 보이기도 한다. 10세 이하에서 어머니와의 사별은 정신분열증을 많이 일으키며, 아버지와의 사별은 정신분열증·조울증·신경증을 유발한다. 부모와의 이별은 신경증, 반사회적 성격, 알코올중독을 일으키기도 한다. 성인도 중요한 사람의 죽음이나 이별 후에 무감각하고 회상에 잠기며, 공허감과 우울, 불면, 식욕부진, 폭발적 행동, 분노를 나타낸다.

(3) 가족관계 및 사회환경적 요인

정신분열증의 유발과 관련된 환경적 요인으로 가족관계가 주목을 받아 왔다. 특히 부모의 양육태도, 가족 간 의사소통, 부모와 자녀의 의사소통방식, 부모의 부부관계 등이 정신분열증의 발병과 경과에 중요한 영향을 미친다고 주장되었다. 정신분열증은 어머니의 부적절한 양육태도에 의해 유발될 수 있다는 주장이 제기되었다. 정신분열증 환자의 어머니는 차갑고 지배적이며 자녀에게 갈등을 조장하는 경향이 있다고 주장되며 '정신분열증 유발적 어머니'라는 용어가 사용된 적이 있었다. 정신분열증 환자의 부모는 이중적 의미의 의사소통을 하는 경향이 있다는 주장이 제기되었다.

사회문화적 환경이 정신분열증에 중요한 영향을 미친다는 주장도 제기되고 있다. 낮은 사회계층에 속하는 사람은 타인으로부터의 부당한 대우, 낮은 교육수준, 낮은 취업기회 및 취업조건 등으로 많은 스트레스와 좌절경험을 하게 되며 그 결과 정신분열증으로 발전할 수 있다는 사회적 유발설(sociogenic hypothesis)이 제기되었다. 그러나 하류계층에 정신분열증 환자가 많이 발견되는 점에 대해서 다른 해석이 나왔다. 즉, 이러한 현상은 정신분열증 환자들이 부적응적인 증상으로 인하여 사회의 하류계층으로 옮겨 가게 된 것이라는 사회적 선택설(social selection hypothesis)이다. 이러한 상반된 가설을 검증하기 위해서 정신분열증 환자와 그 아버지의 직업 및 계층을 조사한 연구들이 이루어졌으나, 두 가설을 모두 부분적으로 지지하는 결과가 나타났다. 정신분열증 환자의 아버지가 대체로 낮은 사회계층에 속하는 경우가 많았다는 점은 사회적 유발설을 지지하는 반면, 정신분열증 환자는 그 아버지에 비해 대우가 낮은 직업을 갖는 경향이 있다는 점은 사회적 선택설을 지지하고 있다.

3) 정신분열증의 진단과 증상

(1) 정신분열증의 DSM-Ⅳ의 진단 기준

DSM-Ⅳ 분류에 의한 정신분열증은 심각한 심리적 장애이며 또한 가장 이해하기 어렵고 복잡한 문제이다. 정신분열증에서만 유일하게 발견되는 단 하나의 증상은 없지만 그래도 정신분열증 외의 다른 질환에서는 흔히 발견되지 않는 많은 증상들이 있는데 망상·환청·환각 등의 증상을 나타낸다.

(2) 증상

① 망상(delusion)

자신과 세상에 대한 잘못된 강한 믿음이다. 외부세계에 대한 잘못된 추론에 근거한 그릇된 신념으로서 분명한 반증에도 불구하고 견고하게 지속되는 신념을 망상이라고 한다. 망상의 주제는 다양하며 그 내용에 따라 피해망상·과대망상·관계망상·애정망상·신체망상 등으로 구분된다. 피해망상은 흔히 정보기관, 권력기관, 단체 또는 특정한 개인이 자신을 감시하거나 미행하며 피해를 주고 있다는 믿음을 말하며, 과대망상(grandiose delusion)은 자신이 매우 중요한 능력과 임무를 지닌 특별한 인물(예: 재림 예수, 천재)이라는 망상이다. 관계망상은 일상적인 일들이 자신과 관련되어 있다는 믿음이다. 예컨대, TV나 라디오의 뉴스, 중요한 인물이나 지나가는 사람의 언급이 자신과 관련되어 있다는 믿음으로서 다른 망상과 함께 나타나는 경우가 많다. 애정망상(erotic delusion)은 유명한 사람(예: 연예인, 저명인사)과 사랑하는 관계라는 망상이며, 신체망상(somatic delusion)은 자신의 몸에 매우 심각한 질병이나 증상이 있다는 믿음이다. 이러한 망상의 내용은 대부분 엉뚱하거나 기괴하여 일반인이 이해하기가 매우 어렵다.

② 환각(hallucination)

환각이란 현저하게 왜곡된 비현실적 지각을 말한다. 외부자극이 없음에도 불구하고 어떤 소리나 형상을 지각하거나 또는 외부자극에 대해서 현저하게 왜곡된 지각을 하는 경우에 환각이라고 할 수 있다. 환각은 감각의 종류에 따라 환청, 환후, 환촉, 환미로 구분된다. 정신분열증에서 가장 흔한 환각 경험은 환청이다. 환청(auditory hallucination)은 S 군의 경우처럼 아무런 외부자극이 없는 상황에서 어떤 의미 있는 소리나 사람의 목소리를 듣는 경우를 말한다. 정신분열증 환자들은 흔히 자신의 행동이나 생각에 대해서 간섭하는 목소리나 누군가 두 명 이상이 서로 대화하는 목소리를 듣게 되는 환청을 경험하는데, 이러한 환청을 경험하는 사람은 대부분 정신분열증으로 진단된다. 환시(visual hallucination)는 시각적 형태의 환각경험으로서 환청 다음으로 흔하게 나타난다. 환후(olfactory hallucination)는 후각적 환각으로서 '음식에서 독약냄새가 난다'고 느끼는 경우가 그 예이다. 환촉(tactile hallucination)은 '내 피부에 벌레들이 기어 다닌다'고 느끼는 경우와 같은 촉각적 환각을 말한다. 환미(tasteful hallucination), 즉 '독약을 섞어 밥맛이 쓰다'는 경우와 같은 미각적인 환각도 있다.

③ 와해된 언어(disorganized speech)

비논리적이고 지리멸렬한 혼란된 언어를 뜻하며 정신분열증의 전형적 증상 중 하나이다. 정신분열증 환자들은 말을 할 때, 목표나 논리적 연결 없이 횡설수설하거나 목표를 자주 빗나가 무슨 이야기를 하고자 하는지 상대방이 이해하기 어렵다. 이러한 와해된 언어행동은 정신분열증 환자들이 사고장애로 인하여 말하고자 하는 목표를 향해 사고를 논리적 연결 없이 횡설수설하거나 목표를 자주 빗나가 무슨 이야기를 하고자 하는지 상대방이 이해하기 어렵다. 이러한 와해된 언어행동은 정신분열증 환자들이 사고 장애로 인하여 말하고자 하는 목표를 향해 사고를 논리적으로 진행시키지 못하고 초점을 잃거나 다른 생각이 침투하여 엉뚱한 방향으로 생각이 흘러가기 때문이다.

(3) 정신분열증의 유형

① 혼란형(disorganized type)

파괴형(hebephrenic type)이라고도 한다. 대개 어린 나이에 즉 25세 이전, 특히 사춘기 전후에 서서히 발병하며 때로는 급성으로 발병하기도 한다. 사고와 감정의 혼란, 인격의 황폐화와 퇴행이 가장 심한 유형이다. 행동은 원시적이고 충동적이며, 의미 없는 웃음이나 얼굴 찡그림 등이 특징이다. 환각을 흔히 보이며 망상은 그 내용이 다양하고 수시로 변하며 기이하다. 연상 작용의 와해가 두드러져서 지리멸렬한 사고, 실어증(neologism word salad) 등이 나타난다. 초기에는 정동반응이 매우 부적절하고 예측할 수 없으며 충동적이고 공격적이지만 점차 감정의 둔마, 사회적 철퇴와 자폐적 양상, 퇴행이 심해진다. 이런 환자의 대부분은 행동이 어리석고 바보 같은 것이 특징이며 시종일관 변덕스러워 갑자기 웃고 울고 한다.

② 긴장형(catatonic type)

15~25세 사이에 호발하며 대개 정신적 외상(psychic trauma) 후 급성으로 발병한다. 최근 이 유형의 환자는 드물어져 가고 있다는 인상이 있다. 극심한 정신운동장애(psychomotor disturbance)를 특징으로 하며 혼미(stupor)와 흥분(excitement) 상태가 단독으로 또는 교대로 나타난다.

혼미 상태가 더 흔하며 이때는 일시적인 운동중단에서부터 장시간의 부동 상태(강경증 catalepsy)에 이르는 다양한 긴장증상을 보인다. 거절증(negativism), 강직(rigidity), 자동 복종증(autonomic obedience), 상동증(stereotype), 반향언어(echolalia), 반향행동(echopraxia) 등의 증상이 나타난다. 흥분 상태에서는 강한 긴장을 보이고, 잠시도 쉬지 않고 안절부절못하며 난폭한 행동을 하기도 한다. 심하면 잠도 자지 않고 자해하기도 하고, 고열이 동반되기도 하며, 식사도 거부하여 급기야는 탈진하여 사망하는 수도 있다.

③ 망상형

망상은 이상하고 과장되고 불합리하며 잘못된 지속적 신념이다. 예컨대 정신분열증에 걸린 청소년은 그들의 생각을 전달하는 영혼이 자기들 안에 살고 있다고 믿거나, 또는 그들 생각이나 행위가 경찰, 또는 초자연적 힘, 또는 그들도 어쩔 수 없는 어떤 힘에 의해서 조종당한다고 생각하는 따위이다. 정신분열증에 걸린 청소년은 어떤 방식으로 강제로 행동하게 만들거나 자기들에게 해를 주는 힘의 희생물이라고 믿는다. 이러한 증후는 피해망상이라고 불린다. 과대망상은 환자들이 자기의 중요성, 힘, 정체성에 대해서 과장감을 가지거나(자신을 신 또는 절대자의 화신이라고 생각함), 자신들이 남을 돕는 특수한 임무를 띠고 있다고 생각한다.

망상에서 정신분열증 청소년은 관계관념(Ideas of reference)을 갖는데 이는 사소한, 또는 중요하지 않은 일에 대해서 커다란 개인적 의미를 인식시키는 것이다(예: TV 프로그램이 자신에게만 특정한 메시지를 전달한다고 믿는 것, 자신이 신이 보낸 천사라고 믿는 것, 우연히 남이 웃는 것을 보고 모든 사람이 자신을 비웃는다고 생각하는 것 등).

기타 어떤 환자들은 자기 머리 안에 영혼이 살고 있다거나 또는 머릿속에 벌레가 들끓고 있다는 신체적 망상도 있다. 피해망상과 신체망상은 가장 빈번하게 관찰되는 망상이다.

④ 미분화형

이는 특징적인 정신분열증의 증상이 있으나 여러 전형적인 증상유형들이 복합되어 있어 하나의 임상유형으로 분류할 수 없는 경우를 말한다.

⑤ 잔류형

잔류형은 정신분열증의 급성 활동성 증상은 회복되었으나 사회적 철퇴, 감정의 둔마 및 부적절성, 다소 괴이한 행동, 연상 작용의 이완 등이 남아 있는 경우를 말한다. 망상·환청이 여전히 있을 수 있으나, 심하지 않고 강한 감정 반응과 동반되지 않는다. 잔류형은 정신분열증의 증상이 약화된 상태로 지속되고 있는 경우를 말한다.

(4) 정신분열증과 유사한 정신증적 장애

정신분열형 장애(schizophreniform disorder)는 정신분열증과 동일한 임상적 증상을 나타내지만 장애의 지속기간이 6개월 이하인 경우를 말한다. 환자의 증상이 6개월 이상 지속될 경우에는 진단이 정신분열증으로 바뀌게 된다. 정신분열형 장애의 유병률은 대개 정신분열증의 절반 정도로 추정되고 있으며 청소년에게 흔하다고 알려져 있다. 평생 유병률이 0.2% 정도이며 연간 유병률은 0.1% 정도로 보고되고 있다. 대략적으로는 처음에 정신분열형 장애로 진단

받은 사람의 1/3이 6개월 이내에 회복되어 정신분열형 장애로 최종 진단을 받게 되고, 나머지는 2/3는 정신분열증이나 분열정동장애로 진단이 바뀌게 된다.

① 사고의 장애

정신분열증에서의 사고장애는 크게 사고 과정의 장애와 사고 내용의 장애로 나누어 볼 수 있다. 사고 과정에서는 연상 작용의 해이가 일어나 언어에서 논리적인 연결이 되지 않고, 자꾸 주체에서 벗어나 결론에 도달하기까지 많은 시간이 걸리는 사고의 우울증을 보이며 심하면 지리멸렬이 차단되기도 한다. 또 사고 진행속도 지체, 사고의 진행이 갑자기 멈춰 버리는 차단도 볼 수 있다. 사고 내용에 있어서는 누군가 자신에게 생각을 집어넣는다는 사고주입, 자신의 생각이 전파되어 모든 사람이 알게 된다는 사고전파, 사고가 위축된다, 누군가 나를 조종한다, TV에서 내 얘기를 한다, 누군가 나를 미행한다, 나를 죽이려 한다 등의 관계망상, 피해망상 등이 흔히 나타난다. 그 밖에도 과대망상, 허무망상, 신체망상, 종교적 망상 등 다양한 양상을 보인다. 구체적으로 어떤 내용인가는 환자가 속한 문화의 영향을 받기도 한다. 정신분열증 환자의 사고는 매우 기이하게 보이지만 무의식에 존재하는 강한 감정적 갈등들이 상징적으로 표현된 것이다.

정신분석적 입장에서는 망상을 혼란스러운 감정의 결과리고 본다. 프로이드(Freud)는 망상을 억압된 동성애적 충동에 기인하는 것으로 보았다. 무의식적으로 동성애적 충동을 지닌 남자는 "나는 그를 사랑한다"는 명제를 수용할 수 없기 때문에 억압하는 대신 역전(reversal)의 방어기제를 통해 "나는 그를 사랑하지 않는다"로 전환하고 나아가서 "나는 그를 미워한다"로 발전하며 이 명제는 투사(projection)를 통해 "그는 나를 미워한다"

는 피해 의식적 망상으로 발전한다는 주장이다. 그러나 스완슨(Swanson) 등과 같은 정신 분석가는 동성애가 아니라 증오가 망상의 기저에 존재하는 주요한 감정이라고 주장했으며, 아들러(Adler)와 토르(Tolle)는 자존감의 상실을 망상 발달의 주된 원인으로 가정하였다.

인지적 입장에서는 망상을 논리적 추론의 결함, 비정상적인 경험의 의미추론, 정보처리의 편향 등의 관점에서 설명하려고 한다. 망상은 인지적 결함에 기인하며 경험적 자료에 대한 논리적 추론의 오류에 의해 발생한다는 주장이 제기되었다. 도마루스(Domarus)는 정신분열증 환자가 망상을 형성하는 과정에서 동일성의 원리(principle of identity)라고 불리는 논리적 오류를 범한다고 주장했다. 즉, 상이한 두 주어가 동일한 술어를 공유할 때 두 주어를 동일시하는 삼단논법적 논리적 오류를 말하는데, 예컨대, "마리아는 처녀이다. 나는 처녀이다. 그러므로 나는 마리아이다"라는 식의 잘못된 결론에 도달하는 추론방식을 의미한다. 도마루스(Domarus)의 견해는 한때 관심을 모았지만 경험적으로 지지되지 못하였다.

생물학적 입장에서는 망상이 뇌의 구조적 손상이나 신경전달물질과 관련되어 있으며 우반구의 두정엽 손상이 비정상적 신념을 유발한다는 사실에 근거하여 이 두 영역이 망상의 발달과 유지에 중요하다고 주장하였다. 파킨슨병을 지닌 환자에게 도파민(dopamine) 활성약물을 과도하게 투여하면 망상과 환각 증상을 나타낸다는 사실에 근거하여 도파민(dopamine)이 망상과 관련되어 있다는 주장이 제기되었다. 망상장애는 다른 정신장애에 비해서 치료가 어렵다. 정신분열증의 증상은 항정신병 약물에 의해 신속하게 완화되는 경향이 있는 데 비해, 망상은 환자의 현실적 생활과 밀접하게 연결되어 있기 때문에 지속되는 경향이 강하다. 특히 피해형 망상장애 환자는 치료진을 믿지 못하고 약물사용에 의심을 품기 때문에 약물치료가 쉽지 않다. 따라서 망상장애 환자의 치료를 위해서는 신뢰를 바탕으로 치료 관계를 형성하는 것이 가장 중요하다. 이러한 관계가 형성된 후에 약물치료나 심리치료를 하는 것이 바람직하다. 환자의 망상에 직접 도전하는 것은 금물이며 이는 환자에게 분노·적대감·의심을 유발할 수 있다.

② 정동의 장애

정신분열증 환자는 흔히 혼자 실없이 웃는 등 부적합한 감정표현과 정서의 둔마를 보인다. 심한 경우에는 자신이나 외부의 사건에 대해 무관심하고 감정표현을 전혀 하지 않는 무감동 상태가 되기도 한다. 또는 우울증 상태를 보이기도 한다. 이들의 감정은 일관성이 없으며 감정표현에 깊이와 초점이 결여되어 있다. 때문에 다른 사람들과 정서적 유대관계를 맺기 어렵다.

③ 지각의 장애

정신분열증의 발병 초기부터 다양한 지각 이상이 나타난다. 자신을 포함하여 주변의 모든 사물들이 이상하게 변형되어 보이고 빛을 내뿜거나 윤곽이 지나치게 뚜렷해 보이기도 하며 소리의 강도도 전과는 달리 들린다. 시간이 매우 빨리 지나가고 주위의 모든 움직임이 너무 빠르게 느껴지기도 한다. 이러한 착각 현상은 병적 과정으로 일어난 현실왜곡의 결과로 생각된다. 환각도 흔히 경험되는데 정신분열증에서의 환각의 특징은 주로 환청이 많고 특히 사람의 말소리인 경우가 대부분이다. 그 내용은 대개 불쾌한 것으로, 욕설이 많고, 행동을 지적하거나 지시하는 경우, 다수 사람이 대화하는 경우 등이 있다.

④ 충동 조절, 의욕 및 행동의 장애

정신분열증 환자들이 나타내는 변덕스럽고 충동적인 행동들은 양가감정 때문이다. 정상인의 경우에는 서로 모순되는 두 가지 충동이 있을 경우 상황에 따라 어느 하나가 억압되거나 타협이 이루어지지만 정신분열증에서는 이러한 능력이 상실되어 일관성 없는 예측불허의 급격한 행동변화가 나타난다. 또한 의지의 약화로 우유부단하고 능동성, 자발성이 없으며 어떤 목표를 끈기 있게 추구하지 못하게 된다. 때로는 자신의 고집을 굽히지 않고 다른 사람의 지시를 따르지 않는 거부증을 보이기도 하는데 이는 갈등과 불안을 야기하는 현실에 직면하지 않으려 하기 때문이며 적대감의 표현, 혹은 유아기로 퇴행한 결과로 해석할 수도 있다. 이와는 반대로 피암시성이 병적으로 증가하여 말이나 행동을 자동적으로 흉내 내는 반향언어, 반향행동을 보이는 경우도 있다. 또 동일한 행동을 반복하는 상동행동, 동일한 자세, 언어, 옷차림을 그대로 유지하려는 현기증도 관찰된다.

⑤ 사회적 장애

흔히 사회적 위축을 보인다. 그리고 개인위생을 소홀히 하여 지저분하고 주변이 어지럽고, 의상이 더럽다. 주변에 대해 무시하며, 대화 중에 괴상한 언동이 예측불허 상태로 나타난다. 공공장소에서 소리 지르거나 쓰레기통을 뒤지는 등 소위 집 없는 부랑인의 모습을 보이기도 한다. 정신위생은 건전한 사회에서의 정상적인 인간관계를 형성하지 못하고 이탈되고 분리되어 있는 혼란에 빠진 심리상태라든가, 그럼으로써 발생되는 사회적 적응이상을 원상 복구시키고 조화를 이룬 인간관계를 이룩하도록 지도해 주는 것이다.

⑥ 지적 능력의 장애

정신분열증에서는 형제와 같은 계층의 또래에 비해 지능이 낮은 경향이 있으며, 또한 병증에는 과제수행을 잘못해 지능이 낮게 측정되기도 한다. 환자는 대개 병식이 없다. 다른 증상이 치료되고 있어도 병식이 호전되지 않는 수도 많다. 의식의 장애는 없거나 적다. 때로는 지남력의 장애와 기억력의 저하 등을 보이기도 하지만 이는 주의가 산만하거나 외부에 대한 무관심 때문으로 생각된다. 영구적·근본적 지능장애는 적다고 본다.

⑦ 신체 증상

정신분열증 특유의 신체증상이 있는 것은 아니다. 환자의 75%에서 이 증상이 발견된다고 한다. 또한 눈 마주치기를 피하기도 하고, 허공을 멍하니 바라보기도 한다. 눈 깜박이는 빈도가 감소하기도 하고 증가하기도 하며 갑자기 한동안 자주 깜박이기도 한다. 부드러운 안구추적 운동이 흔히 장애되어 있는바 그 가족에서도 이 현상이 발견된다. 기타 틱, 얼굴 찡그림, 실어증 실행증 등이 있다. 이들 증후가 있으면 감정 둔마 등 병이 심하고 예후가 나쁜 경향이 있다. 그리고 환자들의 눈 사이가 넓거나 지문·손잡이 등 태아 때의 신경발달 장애에 의한 것으로 보이는 미소한 신체 기형 내지 변형이 정상인들보다 많다. 또한 자율신경계 장애가 나타나는바, 수면장애, 성기능장애, 그리고 기타 두통, 어깨의 류머티스성 동통, 요통, 허약감, 소화불량 등의 다양한 신체증상이 나타나 신경쇠약증으로 치료받거나 건강염려증이나 꾀병으로 간주되기도 한다. 급성 정신분열증 환자들은 autonomic triad라고 해서 동공산대, 땀이 축축한 손과 상당한 정도의 빈맥이라는 3가지 자율신경계의 증상을 보이기도 한다. 그러한 경우에 수축기 혈압도 10~20mmHg 정도 상승하며 가장 깊은 수면인 제4단계 수면이 감소된다. 전체적으로 정신분열증 환자들은 병에 잘 걸리고 사망률도 또한 높다.

4) 심리적 특성

청소년기는 성인과 달리 자아기능이 완전히 형성되지 못한 발달과정상에 있으며 자아기능이 약하다. 청소년기는 인격발달이 미숙하고 발달과정 중에 있기 때문에 특히 환경적 요인-가족관계, 학교경험, 사회, 경제적 여건 등에 민감하고 이에 수반되는 스트레스가 정신질환의 발병에 중요하게 작용한다. 타인에 대한 친밀감과 호감, 분노와 성가심, 즐거움과 행복감, 슬픔과 기쁨, 신뢰, 흥미와 관심과 같은 다양한 감정을 표현하는 데 많은 어려움을 겪는다. 이러한 특성 때문에 자신의 감정이나 생각을 타인에게 분명하게 표현하지 못하게 된다. 많은 정신분열증 환자들은 사회생활을 해 나가는 데 중요한 대인관계에서 자신의 감정이나 생각을 잘 표현하지 못하기 때문에 여러 가지 어려움에 부딪히게 된다. 이러한 대인관계 문제에 비추어 대인관계 증진의 중요한 요소로 의사소통이 강조되고 있고, 자기노출과 공감반응 능력이 의사소통에 주된 영향을 끼친다.

5) 정신분열증의 치료

정신분열증 환자는 현실 검증력에 손상이 있고 현저한 부적응 증세를 나타낼 뿐만 아니라 자신과 타인을 해칠 가능성이 있기 때문에 입원치료를 받는 것이 바람직하다. 양성 증상의 완화를 위해서는 항정신병 약물이 흔히 처방되며, 최근에는 음성 증상의 개선에 도움이 되는 약물이 개발되어 사용되고 있다. 약물 치료를 포함한 여러 치료방법으로 증상이 호전되지 않은 정신분열증 환자에게는 전기충격 치료가 시행되기도 한다. 뇌에 짧은 시간 동안 적당한 전기자극을 가하여 증상의 호전을 유도하는 방법으로서 극적인 치료효과를 초래하기도 한다. 이러한 치료방법에 많은 환자들이 공포를 가지고 있어 최근에는 잘 사용되지 않는다.

정신분열증 환자가 현실 검증력에 손상을 나타내며 망상이나 환각과 같은 양성 증상을 현저하게 드러내는 경우에는 우선적으로 약물치료를 통해 이러한 증상을 완화시키는 것이 필요하다.

(1) 입원치료

입원은 정확한 진단, 일관성 있는 약물치료, 환자의 자해 및 타인에 대한 난폭행동으로부터의 보호, 기본 생활적 욕구(식사, 의복 등)에 대한 제공을 위해 필요하다. 약물치료는 특히 중요한데, 이로써 입원실 내 환경도 안정되고 또 입원기간도 줄어들 수 있다. 기타 입원이 필요한 이유로는 정확한 진단을 위한 검사와 관찰을 위해, 특수치료를 할 필요가 있을 수 있으므로 자살예방을 위해, 그리고 약물치료와 심각한 부작용에 대한 조처를 위해 등등이다. 입원함으로, 약물치료 이외에도 일정한 정신치료, 집단치료, 치료적 공동체와 환경요법, 행동치료, 오락치료, 사회적 기술훈련, 재활치료 등이 체계적이며 종합적으로 시행될 수 있다. 최근 경향은 무의미한 장기입원을 피하는 것이다. 그리고 가능한 한 지역사회로 빨리 복귀하는 것이다.

(2) 집단치료

집단치료는 대인관계에서의 문제점 발견과 그 개선, 특히 실생활에 대한 계획수립에 효과적이다. 그 밖에도 사회적 및 직업상의 역할이라든지 약물복용과 그 부작용 및 병실활동 등에 관한 의논과 교육이 함께 이루어질 수 있게 된다. 케나(Kana)는 정신분열증으로 입원한 환자들이 집단 심리치료를 통해 적응기능의 향상을 보였으며 급성 환자보다 만성 환자에게서 더 좋은 치료효과가 나타났다고 보고하고 있다.

(3) 가족치료

정신분열증의 원인은 물론 치료에도 가족의 역할이 매우 중요하다는 것은 이미 잘 알려진 사실이다. 질병 자체가 가정 내의 심각한 문제와 대개 동반되어 나타나기 때문이다. 어떤 치료자들은 정신분열증을 환자 한 사람의 병만으로 보지 않고 그 가족 전체의 질병으로 보기도 한다. 따라서 환자가 입원 중이든 퇴원해서 통원가료 중이든 가족이나 그 밖의 중요한 인물들을 적극적으로 치료에 참여시키는 일이 필수적일 수밖에 없다.

(4) 약물치료

치료 초기 급성이며, 격정의 증상이 심할 때는 대량의 항정신병 약물을 rapid neuroleptization의 방법으로 투여한다. 진정효과를 원할 때는 저역가(low potency) 약물이 효과적이다. 그 이후에는 장기간의 유지요법을 시행한다. 그 이후에는 장기간의 유지요법을 시행한다. 장기치료 시 부작용으로 나타나는 비가역적인 자발성 운동장애에 대해 조심해야 한다. 대개 약물은 양성증상에 대해 조심해야 한다. 대개 약물은 양성증상에 효과적이다. 음성증상을 위해서는 최근 clozapine, risperidone 등 비전형적 항정신병 약물이 소개되고 있다. 증상에 따라 공격성, 흥분 등 항우울제 등이 조심스럽게 병용 투여된다.

(5) 행동치료

환자들이 보이는 괴이하고 병적인 행동을 감소시키고, 대화를 촉진하며 잘 적응된 정상적인 사회적 행동을 증가시키기 위해서 행동요법이 필요할 수 있다. 그 기술로는 사회적 기술훈련 등이 있다. 입원환자, 통원가료 중인 환자 모두에게 매우 유용하다. 특히 환자와 그 가족들 간의 부정적인 상호관계의 개선이나 생산적인 방향으로 행동을 교정해 가는 데 있어서는 가장 기대되는 치료방법일 수 있다.

2. 우울과 불안

1) 우울

우울은 인간이 성장하면서 건강한 사람들도 흔히 경험할 수 있는 정서인 동시에 지각, 판단, 기억, 인지, 사고, 태도 등에서부터 애인관계에 이르기까지 광범위한 부분에 나쁜 영향을 미치는 부정적인 상태를 이르는데, 청소년의 우울은 학업수행 문제와 사회적 부적응 및 성적부진, 학교적응의 부재 등이 크며, 대인관계의 의존성을 증가시키는 동시에 또래 관계를 심각하게 제한하여 사회적 고립에 이르는 현상을 가져오기도 한다. 또한 청소년기에는 우울증상을 느끼는 빈도가 아동기에 비해서 급증한다. 이 시기에는 성인들과 같이 우울증상 그 자체로 슬픔, 무기력, 동기 저하, 자기비난, 부정적 사고, 과잉 혹은 과수면 등으로 나타나는 경우가 많다.

2) 불안

불안은 현대의 가장 깊이 뿌리박힌 심리학적 현상이며, 기능적 주 증상 및 위험요소에 대한 인식 및 자기 대처 능력을 통제할 수 없는 상황에서 발생하는 신체적 각성과 긴장, 정서적 불안정감, 행동적 회피반응을 보이는 상태를 의미하는데 정체감 형성 발달과업이나 학업성취 등에 좋지 않은 영향을 끼치며, 사회적 기술의 발달을 저해하고, 사회생활에 심한 부적응 현상을 초래하는 현상을 의미한다.

3) 우울과 불안의 원인

우울증의 원인은 일반적으로 유전, 심리적 요인, 생화학적 및 신경내분비적 요인, 만성 신체 질환, 그리고 생활사건과 환경적 스트레스 등으로 보고 있으며, 그 전형적인 증상은 우울감, 불안, 공허감, 죄책감, 무기력감, 죽음에 대한 지속적인 생각, 수면장애, 섭식의 문제, 초조감과 짜증, 집중력 및 기억력의 저하, 두통이나 소화불량 등의 신체 증상이 계속되는 것 등으로 나타난다.

청소년을 우울하고 불안하게 만드는 것은 성인의 경우와 마찬가지로, 관련 증거에 의하면 유전 요인이 어떤 역할을 담당한다고 한다. 사실상 성인에 대한 유전 연구결과는 자연스럽게 청소년에도 적용된다. 왜냐하면 유전의 영향은 출생 직후부터 나타나기 때문이다. 그러나 이런 유전적 소인은 곧바로 나타나지 않을 수도 있다. 청소년기 우울 및 불안증에 대한 연구는 가족 및 그 밖의 대인관계에도 초점을 맞추었는데, 그 이유는 이런 것이 스트레스의 원천으로서 생물학적 소질과 상호 작용할 가능성이 있다고 생각되었기 때문이다. 우울한 청소년과 그 부모는 서로 부정적인 방식으로 상호 작용한다고 알려져 있다. 예를 들면, 우울하지 않은 청소년과 그 부모의 경우에 비해서, 우울한 청소년과 그 부모는 서로 상대방을 향해서 온정은 덜 보이고 적대감은 더 많이 나타낸다고 한다.

또한 주요 우울증을 겪고 있는 소아청소년은 사회성 기술이 형편없고 형제 및 친구와의 관계도 손상되어 있다. 이러한 행동 패턴은 우울증과 불안의 원인이 되기도 하고 그 결과가 될 수도 있다. 우울한 소아청소년은 동료와의 접촉에서 만족감을 느끼게 되는 경우가 더욱더 적어지는데, 그 이유는 주변의 또래 친구들이 우울증에 걸린 친구와 함께 있는 것이 즐겁지 않아서 그들로부터 배척하는 경우가 흔하기 때문이다. 주변 친구로부터 이와 같이 배척당하게 되면, 우울한 소아청소년이 이미 갖고 있던 부정적 자기상과 형편없는 수준의 자존심은 더욱더 추락하기 쉽다. 부모로부터 야단을 자주 맞게 되면 그 아동은 자신감 및 자존심이 특히 손상받을 수 있다.

4) 증상 및 심리적 특성

(1) 우울과 불안의 증상

우울증을 경험하는 청소년은 흔히 실패, 상실, 무능감 등의 주제와 관련된 부정적이고 비관적인 내용의 자동적 사고를 갖는다. 이들은 벡(Beck, 1967)이 인지삼제라고 부르는 자기에 대한 비관적인 생각, 앞날에 대한 염세주의적 생각, 세상에 대한 부정적 견해를 주로 갖는 것으로 알려져 있다. 불안을 경험하는 청소년들은 흔히 해로움이나 위험 등의 주제와 관련된 부정적이고 비관적인 내용의 자동적 사고를 갖는다. 청소년기는 비교적 강한 이드와 약한 자아가 대결하는 시기이며 결과적으로 본능적 불안이 커지고 감정변화가 심하고 퇴행적 행동을 하기가 쉽다. 이런 과정으로 청소년들의 갈등과 스트레스가 높아지고, 다양한 내외적 변화에 대표하는 데 있어 우울과 불안, 좌절과 같은 정서적 행동을 하는 경향이 있다.

청소년의 우울증상은 성인과 비슷한 양상을 보이기도 하나 자살시도가 상대적으로 많고, 그 외에도 반사회적 행동, 약물남용, 가출, 공격성, 학업 부진 등의 가면우울로 표현되기 때문에 청소년 우울은 진단하기 어려울 수가 있고 전혀 다른 문제로 인식될 수 있다. 특히, 청소년의 우울은 학업 수행 문제와 사회적 부적응과 관련이 있는데 우울한 학생들은 그렇지 않은 학생들보다 학업 성적이 부진하고 학교적응을 잘 못하는 것으로 나타났다. 또한 대인관계 의존성을 증가시키며 동시에 또래 관계를 심각하게 제한하여 사회적으로 고립되는 현상을 가져온다. 아울러 청년기의 우울증상이 성인기에도 지속될 수 있는데 우울증상이 장기적으로 지속되면 대인관계의 위축, 권태감, 무력감, 식욕부진, 불면증 등을 나타내고 나아가 사회적, 인지적 및 정서적 기능의 손상을 보이는 우울장애로 발전되기도 한다. 더욱이 청소년들은 문제 해결력이 부족하고 스트레스 대처기술이 효과적이지 못하기 때문에 동일한 상황에 대해서 느끼는 우울이나 좌절감이 성인에 비해 크다.

호프만(Hoffman)과 위스(Wiss)는 남녀 대학생을 대상으로 가족역동성과 자녀의 심리적 분리 및 대학 생활적응(우울, 불안, 대인관계상의 문제, 학습문제, 약물 사용 문제)과의 관계를 살펴본 결과 부부간의 갈등이 심하고 자녀와 부모로부터 심리적으로 분리되지 못해 갈등을 경험할 때 부적응 증상 및 문제 행동이 많이 나타나는 것으로 보고하고 있다.

설리반(Sullivan) 역시 불안의 근거를 대인관계에 두고 있다. 특히, 유아기에 그에게 중요한 사람인 엄마 혹은 대리자와의 관계 속에서 거부될 때 불안정감이 싹튼다고 하면서 성격형성의 초기에 경험한 불안이 인간의 성장을 방해하고 효과적인 생활을 저지시키는 요인에 대한 인간의 각성을 제한한다고 했다. 이는 잘못 형성된 대인관계 또는 능력의 한계나 소속집단에서의 고립에서 오는 열등감을 불안의 근원으로 파악한 것이라 할 수 있다.

(2) 심리적 특성

청소년기에는 무엇보다 급격한 신체적 성장과 성적 충동의 증가로 인해, 자신의 변화에 대한 불안, 수줍음, 고립 등의 강한 정서 상태와 함께 적응의 어려움을 겪고, 자아상에 혼란을 겪기도 하며, 공격성의 문제를 일으키기도 한다.

심리사회적 관점에서 생의 발달 단계를 살펴본 에릭슨(Erikson)은 청소년기의 가장 중요한 과업은 자아정체감을 확립하는 것이라고 보았는데, 청소년들을 고민하게 만드는 것은 다른 사람의 눈에 좋게 보이지 못하거나 다른 사람의 기대에 어긋날지도 모른다는 생각이며, 자신이 누구인가에 관한 확신을 갖고 있지 못하기 때문에 소속 집단과의 동일시를 통해 정체감을 발달시켜 간다고 설명했다. 또한 요즘 우리나라 청소년들은 학업에 대한 과도한 부담감과 특히 대학 입시와 관련한 스트레스와 열등감, 그리고 집단따돌림 등과 같은 교우관계의 어려움을 겪고 있다. 이러한 청소년기 특유의 심리사회적 상황은 청소년들로 하여금 자신의 존재와 역할에 대한 갈등과 의문을 강하게 야기하고, 여러 가지 정서적 어려움을 유발시키게 한다.

인지적 발달 측면에서 청소년기의 큰 특징은 자신의 생각과 관념에 사로잡혀 보편적인 세계의 존재를 구분하지 못하고 자신이 특별한 존재라고 느끼는 착각에 빠지게 되며 타인도 자신과 동일한 것에 관심을 가질 것이라고 생각하는 강한 자기중심성을 보이는 것이다. 이러한 현실 검증 능력의 부족은 청소년들로 하여금 무모한 행동을 서슴없이 하게 하거나, 타인과의 친밀한 관계형성에 어려움을 겪게 하기도 한다. 이와 같이 청소년기는 신체적·심리적·사회적·인지적으로 많은 변화를 겪는 시기이기에, 정서적인 문제에 취약하며 우울증의 발생 빈도 또한 다른 시기에 비해 높게 나타나고 있다. 우울증에 관한 연구들은 여자 청소년들의 우울증 발병 비율이 남자 청소년들보다 더 높다고 보고되고 있는데, 사춘기 호르몬의 변화와 함께 사회적 인성역할에 따른 압력, 신체에 대한 불만족, 소년들보다 일찍 성숙함으로 인한 다중 스트레스(multiple stressors), 그리고 감정을 다루는 방법의 차이—내재화시키는 경향—에서 그 요인을 설명하고 있다.

우울증은 연령에 따라 증상의 변화가 현저한데, 청소년기에는 전형적인 우울증상과 함께 여러 문제행동—짜증, 반항, 공격성, 품행문제, 학교공포증, 학습부진 등—을 보이는 것이 특징적이다. 유제민, 김정휘(2004)는 아동과 청소년의 정신병리에 대해, 주요 우울증 장애(major depressive disorder; MDD)는 교우관계나 학교, 집 등에서의 기능장애를 포함하여 감정적·행동적 변화를 야기하며, 특히 청소년기는 절망을 경험하고 격앙되어 있으며 부정적 감정을 억제하는 데 어려움을 겪기 때문에, 강한 철회반응과 함께 잘 흥분하고 충동적 행동을 하는 수도 있다고 설명했다. 깨어 있는 시간의 절반 이상을 우울해하거나 슬프고, 우울하고, 지루하고, 공허하고, 반항적이고, 민감하고, 화내고, 격노한 감정을 포함한다. 적어도 2주 이상 학교나 집에서의 활동에 기쁨이나 흥미가 없고 우울해한다. 다음 증상 중에 적어도 네 개의 변화가 있다.

- 식욕 혹은 몸무게 표준적인 체중을 기준으로, 식욕부진이나 비만이 나타날 수 있다.
- 수면 유형: 잠을 못 자거나, 많이 자거나, 혹은 자주 깬다.
- 동요: 침착하지 못하고, 공격성을 나타낸다.
- 사회적 위축: 학교 가기를 싫어하고, 학교 공포증이 있거나 혹은 학교 활동이 소극적으로 변한다.
- 에너지 손실: 무관심, 피로, 무기력이 두드러진다.
- 자부심: 죄책감을 표현하고, 무력감 혹은 절망감을 보인다.
- 집중력: 교실에 참여하는 능력에 변화가 온다. 숙제를 완성하지 못하고, 집중하거나 결정을 잘 내리지 못한다.
- 위험한 행동: 거짓말하고, 훔치고, 무단결석을 한다.
- 신체 증상: 머리와 배의 통증을 불평한다. 계속해서 죽음을 생각하고, 병과 사고 혹은 죽음에 대해 병적으로 몰두한다.
- 약물 오·남용: 무분별하게 다양한 알코올과 약물을 섭취한다.

청소년기의 우울증상과 학습부진으로 인한 학업포기, 교우관계 어려움, 학교생활 부적응 등의 문제행동은 성인기 이후 심각한 사회 부적응 현상으로 이어지고 있다. 또한 우울증과 관련된 사회적 문제로, 점점 증가하고 있는 청소년 자살 사고에서 우울증은 중요한 원인으로 작용하고 있다. 우울증상이 있는 청소년들은 자기 자신만이 아니라 가족·교사·친구들에게 해를 끼칠 수 있는 무기력한 상황에 놓여 있으므로, 이들에 대한 이해와 관심, 그리고 전문적인 도움의 필요성은 매우 절실하다고 하겠다.

5) 치료

청소년기 우울과 불안의 치료에 대한 연구는 성인기 우울증의 치료에 비해서 수행된 것이 상당히 적은 편이다. 우울증에의 대처요령을 교육시키는 것을 포함하는 인지 행동적 집단개입이 특히, 부모가 처치에 참여할 때에, 우울한 청소년에 효과가 있음이 발견되었다. 소집단 규모로 역할연기를 통해서 스트레스 상황에서의 사회성 기술훈련은 우울한 청소년에게 즐겁고, 기분 좋은 환경, 이를테면 친구를 사귀고 동료들과 잘 어울려 지내는 것 등을 조성할 수 있도록 행동적 및 언어적 수단을 마련해 줌으로써, 효과를 가져다주는 것 같다. 청소년의 우울증의 처치는 아동이나 청소년뿐만 아니라 가족 및 학교도 모두 참여하는 대규모적 접근을 통해서 최선의 결과를 얻을 수 있을 것이다. 또한 치료 시에 우울한 청소년뿐만 아니라 우울증에 걸린 부모에도 신경을 써야 할 것이다. 우울증에 걸린 부모는 아마도 자기 자신 및 이 세상에 대한 그들 나름대로의 비관적 관점을 자식에게 전달할 것이기 때문에 부모가 갖고 있는 생각은 자식에게 강력한 영향을 끼친다. 가족과 학교도 참여시키자는 제안은 성인에 비해서 청소년의 경우, 주변 환경 속의 스트레스 자극이 인지적 편향, 기대감 및 귀인방식보다도 더 중요한 역할을 할 것이라는 가정에 토대를 두고 있다. 이런 식의 접근은 소아청소년에게 보다 효율적인 외양 행동을 통해서 대인 스트레스에 대처하는 요령을 가르치는 것이 중요함을 일깨워 준다. 효율적인 외양 행동의 예를 들면, 남들과 보다 효과적으로 상호 작용하는 요령과 자기보다 센 동료에게 효과적으로 자기주장을 하는 요령 등이 있으며, 이런 식으로 해서, 소아청소년은 분노나 철회 행동 같은 양극단의 행동을 대신할 대안적 행동을 나타낼 수 있게 된다.

3. 품행장애

1) 정의

품행장애는 타인의 기본적 권리 또는 연령에 적절한 사회적 규준 및 규칙에 대한 반복적이고 지속적인 위반을 특징으로 하는 장애이다. 특징적인 행동은 크게 네 가지 범주로 분류될 수 있다.

① 타인이나 동물을 위협, 공격하는 행동
② 재산 손실 또는 상해
③ 거짓말, 사기 또는 절도
④ 심각한 규칙에 대한 위반

품행장애로 진단되기 위해서는 이러한 특성들 중 적어도 3개 이상이 지난 12개월 동안에 나타나야 한다. 그리고 그 정도에 있어 사회적, 학업적 또는 직업적 기능에 임상적으로 유의미한 손상을 주는 것이어야 한다. 이 장애는 반사회적 성격장애 기준에 부합되지 않는 경우를 제외하고는 18세 이상에서는 진단되지 않는다.

2) 원인

청소년의 비행 및 품행장애에 영향을 미치는 요인은 크게 유전적·생물학적 원인, 사회문화적 원인, 가정환경적 원인 그리고 정신분석 및 발달심리적 원인으로 분류할 수 있다.

첫째, 유전적 원인에 대한 연구로는 후보 유전자의 도입과 이들 유전자의 생성물 분석에 초점을 맞추고 있다. 양자 및 쌍생아 연구에 따르면 이란성 쌍생아에 비해 일란성 쌍생아의 비행률이 높으며, 양자 중 남성과 생물학적 아버지가 양아버지보다 더 높은 비행 행동을 유발한다. 또한 주의력결핍장애와 품행장애군에서 공통적으로 혈중 dopamine β-hydroxylase와 혈소판 monoamine oxidase 농도가 낮은 것이 발견되었으며, 뇌척수액의 세로토닌 농도와 공격성 및 난폭성에 대한 상관 연구가 진행되고 있다.

둘째, 사회문화적 원인으로는 비행의 원인을 사회적 결함에서 접근하는 사회 역학적 방식, 비행 당시의 사태적 결함을 중심으로 비행행동의 원인을 이해하는 근접-사태 지향적 접근, 가정구조 및 역동의 결핍을 중시하는 가족집단 역동적 접근, 그리고 개인 내적 특성의 결손을 강조하는 개체 중심적 접근으로 구분할 수 있다.

셋째, 가정환경 요인에 대한 연구는 가족구조와 기능의 두 가지 차원에서 청소년 자녀의 성격과 행동 간의 관련성을 규명하려는 연구들이 활발하게 진행되어 왔다. 우리나라에서 이루어진 연구들에서도 부모와의 결속 정도, 양육태도, 가족 간의 심리적 거리, 의사소통, 이혼이나 결손가정과 같은 가정환경 요인, 또는 또래와의 관계와 같은 사회적 요인을 밝히려는 연구가 대부분이다.

넷째, 청소년기에 급증하게 되는 품행장애는 청소년기라는 발달적인 전환시기에 겪게 되는 여러 심리적인 특성에 따른 현상으로도 볼 수 있을 것이다. 품행장애의 근원이 위에서 언급한 유전적·사회적·문화적 원인에서 볼 때처럼 안정적이기도 하지만 한편으로는 아동기에서 성인기까지 상당한 변화가 생기기도 한다(Stattin & Magnus son, 1991). 즉, 청소년기 급증하는 품행장애는 그 시기의 생리적·심리적 특성과도 연관되어 있으며 또 아동 후기나 초기 청소년기의 반사회적 행동은 같은 행동일지라도 그 원인이 차이 있을 수 있다.

이와 유사한 맥락에서 패터슨(Patterson)은 비행에 대한 두 가지 발달 경로를 제시하였다. 그 첫 번째는 시간변화에도 안정적으로 유지되는 발달경로로서 부모의 강압적인 훈육 및 아동의 강압적인 행동문제가 성인기의 범죄로 계속 발전한다는 모델이다. 즉, 비행의 첫 단계인 아동기 초기에는 부모의 강압적 훈육과 소홀한 감독으로 인해 아동의 품행문제가 생기게 된다. 이런 품행문제를 지닌 아동은 일찍 신체적 공격이나 물리적 방법 등 강제적 수단을 써서 자신의 요구나 뜻을 관철하는 것을 배우고 이러한 강압적 문제해결 방식을 동료들에게 적용하게 되어 이들로부터 배척을 받게 된다. 뿐만 아니라 학교 수업시간에 주의집중력이 떨어지는 등 학업 성적이 뒤떨어지게 된다. 즉, 아동 중기인 두 번째 단계에서는 또래 집단의 배척과 학습부진과 같은 학교에서의 실패로 인해 우울한 기분과 반사회적 행동에 빠지게 된다. 이러한 학생들은 점차적으로 일탈집단에 어울리기 쉽고 따라서 세 번째 단계인 아동 후기와 청소년기에는 만성적인 품행문제를 보이게 된다고 설명하고 있다.

두 번째는 청소년의 시기적인 특징에 의해 유발된 비행경로이다. 청소년의 비행은 청소년기의 신체변화나 가족관계의 변화에 의해 자주 유발된다는 것이다. 패터슨(Patterson) 등의 이론적인 제안은 청소년기에 품행문제를 보인다 하더라도 이와 같이 그 기제는 상이하다는 것이다. 따라서 청소년기 때 급증하게 되는 품행장애는 사춘기 시기의 심리적인 특성과 보다 많은 관련이 있다고 추론할 수 있을 것이다.

3) 증상

　품행장애는 일상생활의 규범을 벗어나는 반사회적·공격적·도전적 행위의 반복 및 지속으로 인하여 가정, 학교, 직업 등 일상생활에서의 기능수행에 중대한 지장을 초래하는 아동 및 청소년의 주요 행동장애 중의 하나이다. 주된 증상으로는 가정, 학교, 기타 사회생활 범위 안에서 일상적 사회규범이 용납하지 않는 청소년 비행 및 공격적 행동을 들 수 있다. 이러한 행동이 가족뿐만 아니라 대인관계 전반에 걸쳐서 광범위하게 나타나기 때문에 청소년의 경우 학교생활에 심각한 영향을 미치는 행동장애이다.

(1) 공격적 행동

　주변 사람들, 특히 약한 사람들에 대한 신체적 공격이 잦다. 다른 사람들을 괴롭히고, 잔인한 행동을 한다. 사람에게뿐만 아니라 동물을 괴롭히거나 잔인하게 대하는 등의 행동도 나타난다.

(2) 폭언/욕

　다른 사람들에게 말을 할 때 과격하고 공격적인 단어를 사용하거나 욕을 자주 한다.

(3) 어른들에 대한 적대적 태도

　부모, 교사를 비롯한 어른들에게도 폭언과 공격적인 행동을 나타내며, 반항적·적대적인 모습이다. 지시에 잘 따르지 않고, 어른들로 하여금 건방지다고 느껴지는 행동을 하는 경향이 있다.

(4) 사회적 일탈행위

결석, 가출, 지속적인 거짓말, 늦은 귀가, 성적(性的) 문제, 흡연, 음주, 약물 사용, 도벽, 강탈, 패싸움 등의 문제가 발생할 수 있다.

(5) 2차적으로 파생될 수 있는 문제

위의 양상이 반복되면서 대부분 대인관계가 악화되어 친구가 없고, 학교생활에 문제가 생기게 된다. 또한 지능은 정상이지만 학업성적이 나쁜 경우가 많다. 정서적으로는 우울하고 좌절감이 많으며 열등감이 생길 수 있다. 청소년기 이후에는 알코올이나 물질(예: 본드, 마약 등의 향정신성 약물)과 관련된 문제가 생기기 쉽다.

4) 심리적 특성

품행장애가 있는 개인은 다른 사람들과의 공감대가 전혀 없고, 다른 사람들의 감정, 소망, 안녕에 관심이 전혀 없다. 이 장애가 있는 공격적인 개인들은 특히 애매모호한 상황에서 다른 사람의 의도를 실제보다 적대적이고 위협적인 것으로 오해하며, 이에 따라 공격적으로 반응하며, 자신이 정당하고 합리적이라고 느끼는 것이다. 그들은 냉담하며 죄책감이나 자책감이 결여되어 있다. 이러한 개인들은 죄책감을 표현함으로써 처벌을 줄이거나 처벌을 모면할 수 있음을 알기 때문에, 그들이 표현하고 있는 죄의식이 진실한 것인지 아닌지를 평가하는 것은 어렵다. 그들은 계속적으로 친구를 헐뜯고 자신의 잘못을 다른 사람 탓으로 돌리려고 한다. 그들은 남에게 '강인한 인상'을 주고자 하지만 흔히 자신감이 부족한 상태에 있으며, 낮은 좌절 인내력, 자극받기 쉬운 과민한 상태, 폭발적인 기질, 무모함이 흔히 동반되는 양상이다.

5) 치료

품행장애 아동 및 청소년의 증상과 심각성의 정도에 따라서, 치료는 법적인 처벌, 가족에 대한 중재, 사회적 지지의 제공, 개인이나 가족의 정신병리에 대한 정신치료, 약물치료 등 다양하게 이루어지고 있다. 또한 치료 장소는 가정, 학교, 병원(외래, 입원, 주간치료센터), 기숙학교, 특수한 비행 프로그램, 교도시설 등 매우 다양하다. 치료적 접근 방법도 다양하여서 개인 혹은 집단치료, 행동치료, 부모교육, 인지치료, 그리고 약물치료 등이 치료하는 사람들이 가진 품행장애에 대한 개념에 따라서 시행되고 있다.

극소수의 품행장애에서는 한 가지의 치료방법이 결정적으로 중요할 수도 있겠지만, 대부분의 경우에는 다양한 치료방법을 동시에 사용하여 치료해야 효과를 볼 수가 있다.

치료의 시작부터 끝까지 꼭 필수적인 사항은 첫째, 바람직하지 못한 행동을 억제하고 견제해 주는 구조(틀)를 확고히 하며, 둘째, 안전과 치료 환경을 동시에 제공해 주는 효과적인 한계를 설정하는 것이다.

가정 안에서의 한계 설정은 부모 간의 갈등, 부모의 부재, 일관성 없는 훈육, 애매하거나 낮은 기대, 부모의 우울 등에 의해 방해받는 경우가 많다. 한계를 새로이 수립하거나 고쳐 나가는 것은 부모상담, 부모치료, 가정에서의 지도 관찰, 학교에서의 주기적 감독, 법률 기관의 이용 등을 통해 이루어질 수 있다.

우선 해당 아동 및 청소년의 "행동이 얼마나 위험한가?" 그리고 "환경적 인자가 얼마나 아이의 품행문제에 기여하는가?"라는 관점에서 우선 아동이나 청소년을 집에서 다니면서 치료를 할 것인가, 아니면 가족으로부터 격리되어서 치료할 것인지를 결정하여야 한다. 그 이후에 다음과 같은 여러 가지 치료적 접근이 이루어지게 된다.

품행장애의 경우 치료를 시작하는 나이가 매우 중요한데, 이는 비적응적인 행동이 오래되면 될수록 더 견고한 증상이 되어 치료하기 어렵기 때문이다.

(1) 청소년에게 초점을 둔 치료방법

① 약물치료

품행장애에 선택적인 치료효과를 보이는 약물은 아직 없다. 하지만 품행장애 청소년들 중 충동적이거나 공격적인 행동으로 자신이나 타인에게 위험한 경우, 주의력 집중이 안 되어 치료에 협조하기가 어려운 경우, 우울증 등 다른 정신장애가 동반되는 경우에 약물치료가 매우 효과적이다. 약물만으로 모든 문제가 해결되는 것은 아니므로 다른 치료방법이 같이 사용되어야만 한다.

② 행동치료

문제행동을 목표 증상으로 하여 문제행동들을 직접적으로 교정하고 훈련시킨다. 모델링(modeling), 재강화(reinforcement), 연습(practice), 역할수행(role playing)과 같은 직접적인 수련을 통해 새로운 행동 양식을 습득하게 하는 방법인데, 가정이나 학교와 같은 문제행동이 실제로 발생하는 상황을 놓고 훈련이 이루어진다. 전통적인 카운슬링에 비해 문제행동을 줄이는 데 2배 이상의 효과가 있다고 보고되고 있는 등 여러 치료 현장에서 가장 많이 이용되고 있으며, 가장 효과적 치료법의 하나로 인정받고 있다.

부모와 교사의 행동지도 훈련과 가족, 학교, 치료자와의 긴밀한 협조체계가 필요한데, 부모와 교사는 청소년의 행동을 어떻게 관찰하고, 정의하고 기록할 것인가를 배운 후에, 재강화를 통하여 어떻게 긍정적인 행동을 증진시키고, 타임아웃(time-out), 권리의 박탈 등을 통해 부정적인 행동을 어떻게 줄여 나갈 것인가를 배우게 된다.

심한 문제를 보이는 경우에는 입원치료 기관에서의 24시간 행동치료 프로그램이 시행되기도 한다.

③ 인지행동치료

인지행동치료는 앞에서 언급한 행동치료적 기법과 환자의 자기 조절 및 문제 해결 능력에 대한 인지적 훈련을 동시에 시행하는 것이다. 인지행동기법은 분노 조절, 충동 조절 및 의사소통 능력 증진에 효과적이다. 어느 정도 나이가 들었고 지능이 높은 경우에 사용될 수 있다.

문제-해결 기술훈련(Problem-Solving Skills Training)은 청소년이 문제를 명확히 정의하고 다양한 해결책을 찾아내고 각 해결책의 결과를 예상하여 스트레스 상황을 처리하는 가장 적절한 방법을 발견하도록 도와주는 방법이다.

치료의 특징은 다음과 같다. 첫째, 청소년이 상황에 접근하는 방법에 대해 강조하는 것이다. 그 결과로 나타나는 행동보다는 사고 과정에 초점을 맞춘다. 둘째, 청소년이 대인관계에서 생기는 문제를 해결하기 위해 한 걸음 한 걸음 단계적으로 다가가도록 가르친다. 문제나 과제의 효과적인 해결에 이르는 방법에 직접적인 주의를 기울이도록 도와준다. 셋째, 게임이나 학습 활동 그리고 이야기 등 조직화된 과제를 사용한다. 그리고 치료 과정에서 배운 문제-해결 기술이 점차 일상에서의 실생활에 적용되게 한다. 넷째, 치료자의 적극적인 역할이다. 인지과정을 배우게 하고 그 결과를 특수한 문제에 적용시키게 하고, 배운 기술의 이용을 촉진하도록 단서를 제공하고 피드백을 해 주며, 칭찬을 적극적으로 해 주는 것이 필요하다. 다섯째, 연습, 역할극, 모델링, 그리고 재강화와 약한 정도의 처벌과 같은 여러 가지 방법을 동시에 실시한다.

④ 개인정신치료

반사회적 행동의 정신적인 바탕이 되는 갈등과 심리적 과정에 초점을 맞추어 이루어진다. 치료자와의 새로운 대인관계를 경험하면서 자신의 행동에 대한 통찰을 제공하고 행동의 새로운 양식을 탐색함으로써 올바른 감정적 경험을 하게 한다.

⑤ 집단정신치료

비슷한 문제를 가진 청소년 집단을 대상으로 시행되는 것으로, 동료들에 의한 격려와 안심, 피드백이 주어지고, 리더십과 집단 응집력을 경험하며, 자신 이외의 다른 사람의 느낌과 경험을 알 수 있는 기회를 갖는 등의 집단에서 생기는 고유한 심리사회적 경험을 중요하게 생각하는 치료방법이다. 동병상련의 관점에서 서로 간에 긍정적인 나눔을 촉진하고 사회적 기술을 증진시키는 데 효과적이다.

⑥ 입원치료

다른 치료법을 사용하는 과정에서 어려움을 겪는 경우, 가정 등의 환경적인 영향을 많이 받는 경우, 그리고 위험성이 높은 품행 문제를 보이는 경우에 고려할 만하다.

⑦ 기타 보조 치료 프로그램

수공예, 꽃꽂이, 요리 실습 등 작업 요법을 실시하면 청소년들이 실제 기술을 배우고 자신들이 만든 작품을 보면서 성취감을 느끼게 된다. 마음을 잘 열지 않는 청소년들의 경우 그림, 붓글씨, 종이 공작과 같은 미술요법, 음악요법, 심리극 등을 통하여 자신의 숨은 감정을 표현하고 승화시킬 수 있는 기회를 제공해 준다. 레크리에이션과 운동을 통하여 욕구불만을 해소하고 집단에서의 소속감을 증진시키는 것도 필요하다.

(2) 가족에 초점을 둔 치료방법

① 부모훈련

부모가 바람직한 행동에 주의를 기울이지 않거나 비행에 대해 지나치게 가혹한 처벌을 줌으로써, 결과적으로 자녀는 여러 가지 비행을 저지르게 되고 그 결과 부모의 관심을 얻게 되는 악순환이 반복되는 경우가 많다. 이렇게 부모가 자녀의 바람직하지 않은 행동을 조장하는 경우에 품행장애나 비행이 생긴다는 이론적 배경하에 부모 훈련이 실시된다.

부모는 자녀가 따를 수 있는 규칙을 정하고, 적합한 행동에 대해서는 긍정적인 재강화를 해 주며, 바람직하지 못한 행동에 대해서는 가벼운 벌을 주고, 타협을 해 나가는 것을 배우게 된다. 즉, 부모가 가정에서 청소년의 행동을 변화시키기 위한 훈련을 받는 것이다. 자녀를 다루고 대화하는 기술을 지침서, 비디오를 이용하여 익히게 된다. 실제 부모 훈련은 문제해결 기술 훈련과 같이 이루어지면 매우 효과적이라고 한다. 이 방법은 부모의 동기가 있고 비교적 기능을 잘하는 가족에서 실시된다.

② 가족치료

적응에 문제가 있는 가족 구성원들 사이에 상호작용과 의사소통을 변화시키려는 시도를 한다. 품행장애의 가족들은 가족 구성원끼리 서로 지지적이지 못하고 희생양이 생기거나, 한 구성원이 고립되는 경우가 많다. 다른 가족과 비교해서 서로 간의 의사소통이 방어적인 경우가 많고, 주로 처벌을 사용하고 부정적이며, 상호 간의 지지가 부족하다고 한다. 그러므로 상담의 주 목표는 가족 상호 간의 긍정적인 재강화를 촉진시키고 명쾌한 의사소통을 확립하고, 가족들 사이에 서로 원하는 행동을 말(언어화)하는 것을 돕고, 문제발생 시에 서로 간에 건설적으로 타협하도록 도와주는 것이다. 하지만 실제 품행장애 청소년의 가족을 보면 부모 간의 불화가 있거나, 결손가정이거나 경제적인 어려움 때문에 상담 및 치료에 어려움을 겪는 경우가 많다.

③ 가족상담

매우 대처하기 힘든 자녀의 까다로운 행동을 적절하게 다루고, 충동적 행동에 대한 효과적인 한계 설정을 할 수 있도록 부모의 의사결정을 도와주고 조언을 해 준다. 부모 자신이 겪는 정서적 어려움에 대해서도 상담을 시행한다.

기능이 떨어지는 가정의 경우 사회적 기관의 관심과 지지가 필요한 경우도 있다.

(3) 학교에서의 중재

행동조절에 특별한 관심을 가지고, 개인화된 학습 프로그램과 직업교육을 시행하며, 학습과 관련된 문제를 도와주는 것이다. 특히 학습장애를 가진 아동과 청소년에서 조기에 개입이 이루어지면 향후의 품행장애를 예방하는 효과가 있다고 한다.

(4) 지역사회에서의 중재

품행장애 청소년의 개인적 자질과 대인관계 능력을 증진시키는 또래와 같이 하는 지역사회 프로그램들이 여기에 해당된다. 청소년들로 하여금 실습, 답사와 견학, 야영 수련회, 봉사활동, 행군, 독서 프로그램, 강연회나 세미나 참석, 심리극 활동과 같은 다양한 정신 건강과 연관된 수련 활동을 경험하게 해 주는 것이 도움이 된다. 이러한 활동은 친사회적 행동을 증진시키고 반사회적 행동을 감소시켜 준다고 생각된다.

요약한다면 품행장애의 치료에서 매우 중요한 것은 아동이나 청소년의 관점에서 세상을 바라보아 주는 식으로 공감적으로 상대방을 이해해 주고, 청소년 스스로에게 변화를 위한 동기를 부여해 주는 것이다. 환경적으로 일관성 있는 규칙을 정하여 다양한 문제행동을 조정하도록 해 주고, 따뜻한 환경 내에서 적절한 사랑과 관용을 지속적이고 일관되게 제공함으로써 내적 억제력을 향상시키고 긍정적인 자아상을 회복하며, 새로운 적응 기술을 획득하도록 도와주는 것이 필요하다.

4. 적대적 반항장애

1) 정의

적대적 반항장애란 사회적 규범을 어기거나 타인의 권리를 침해하지는 않으면서 권위적인 대상에게 거부적·적대적·도전적인 행동이 적어도 6개월 이상 지속되는 경우를 말한다.

2) 원인

(1) 개인 내의 문제

적대적 반항장애의 청소년은 내적 충동에 대한 통제력이 결여된 특성으로 인해 각성 상태 조절 능력이 부족하고 과잉 귀인의 경향을 보이며, 환경적 유혹에 약해 특히 흥분을 가장 참기 어려워한다. 과거의 경험을 잘 기억하지 못하며 과거와 현재의 관련성을 잘 깨닫지 못하고, 특히 즐거운 경험을 잘 기억하지 못하며 미래에 대한 예측능력이 뒤떨어지므로 경험을 통해 배우는 것이 쉽지 않다. 사회적 조망수용능력의 부족으로 집단의 규율 및 사회적으로 적절한 행동에 대한 기준에 대해서도 무감각한 경향이 있다. 또한 자신에 대한 조망수용능력도 부족하고, 반성적인 능력과 자기 관찰 능력이 부족하다. 새로운 도전, 새로운 경험을 통해 자신의 세계를 넓게 확장시키는 능력, 목표지향적인 행동에 어려움이 있으며 건설적인 활동이나 대안을 마련하는 능력이 부족하며 좌절 경험 시 분노를 발산하는 방법만을 알고 있다.

(2) 부모 및 가족의 문제

부모가 범죄행위와 정신 병리적인 행동을 보일 경우 청소년은 이와 유사한 행동을 보일 가능성이 높으며, 가족의 불화와 부모의 무관심과 더불어 일관성 없는 부모의 훈육방법 등은 문제가 될 수 있다.

(3) 정신분석학적 관점

① 본능이론

기질가설은 원래 타고나기를 정상 수준보다 높은 수준의 공격성을 가지고 태어난다는 것으로서 어린 시절 좌절이 많고 감정이입이 없는 보살핌으로 인해 많은 분노감이 생긴다는 가설이다.

② 자아이론

공포에 대처하기 위한 방어, 불안을 매우 불쾌한 것으로 학습한 아이는 불안의 감정에서 벗어나기 위해 위험을 동반하는 행동을 취할 수 있는데 이것이 어떤 다른 요인과 결합하여 행동장애로 나타날 수 있다. 외양화, 투사 등의 방어기제가 행동장애를 만드는 데 기여하며, 어떤 특정인과의 관계에서 받은 충격을 회복하기 위한 방법으로 표현된다(공격자 동일시). 또한 어른으로부터 부당한 대우를 받은 아이들은 커 가면서 이런 무기력한 상황에서 벗어나기 위해 자신이 보다 강하다는 것을 확인하기 위해 남의 권리를 침해하는 방향으로 행동할 수 있다는 가설이다.

③ 초자아 기제

부모의 무의식적인 충동적이고 공격적인 소망이 미묘하고 간접적인 방식으로 자녀에게 전달되고, 아이는 이런 비밀스러운 메시지가 주는 역할을 받아들이고 이행함으로써 부모에게 순종하게 된다는 가설이 있으며, 부모와 청소년의 강압적 상호작용 유형과 학교의 환경, 교사의 학급관리능력이나 물리적 환경, 대중매체의 폭력성, 유전적 소인 등이 관련된다.

3) 증상

반항성 장애의 필수적인 증상은 권위자에 대해 반복적인 거부적·도전적·불복종적·적대적 행동이 적어도 6개월 이상 지속된다는 것이다. 반항성 장애를 가진 청소년들은 일반적으로 불순종적이고 성급하고 부정적인 기분을 나타낸다. 이러한 문제는 흔히 재발하고 특성상 만성적이다. 청소년이 반항성 자애를 가졌는지 알아내려고 할 때, 발달적 요인이 고려될 필요가 있다.

4) 심리적 특성

반항성 장애를 가진 청소년들은 다음과 같은 심리적인 특징을 나타낸다. 첫째, 거부적·적대적·도전적인 행동을 한다. 둘째, 부모나 선생님 같은 권위적인 행동에 적대감을 표시한다. 셋째, 보호자의 통제에 반항하는 울부짖기, 물건 던지기, 나뒹굴기, 행동거부 등을 보인다. 넷째, 어른과 논쟁한다. 다섯째, 어른의 요구나 규칙을 무시하거나 거절한다. 여섯째, 자신의 실수나 잘못된 행동을 남의 탓으로 돌린다. 일곱째, 악의에 차 있거나 앙심을 품고 있다. 여덟째, 타인에 의해 기분이 상하거나 쉽게 신경질을 낸다. 아홉째, 행동장애로 인해 사회적·학업적·직업적 기능에 심각한 장애를 일으킨다. 열째, 시종일관 화내고 원망한다.

5) 치료

(1) 부모교육

부모는 조금 뒤에 어떤 변화가 일어날 것인지를 미리 알려 주어야 한다. 지시 내리기 전에 주의를 끌도록 기다려야 하고 지시를 내리고 난 다음에 청소년이 지시를 따를 수 있는 시간적 여유를 주어야 한다. 권위적인 지시, 싫어하는 일을 강요하지 말며, 청소년의 이야기, 요구를 먼저 들어주고 객관적이고 상식적인 수준에서 부적절한 행동에 대해 단호하게 제지하고, 서로를 자극하는 기회를 줄여야 한다. 청소년의 자긍심을 키우며 성취할 수 있는 과제를 준 후 성공적인 결과에 대해 칭찬과 보상을 주어 자긍심을 회복시키는 것은 자기를 억제하는 힘을 키우고 권위 체계에 대한 도전과 반항을 포기하게 한다. 모호하고 간섭적인 명령을 구체적인 명력으로 바꾸도록 하며, 불복종 행동에 대한 벌보다 복종행동에 대한 칭찬이나 인정을 해 주고 불복종 행동을 보인 후에는 짧은 기간 타임아웃 방법을 사용하는 것이 좋다.

(2) 심리치료와 미술치료

적대적 반항장애의 정신적인 바탕이 되는 갈등과 심리적 과정에 초점을 맞추어 치료가 이루어지는 것이 필요하다. 치료자와의 새로운 대인관계를 경험하면서 자신의 행동에 대한 통찰을 얻게 되고 새로운 양식을 탐색함으로써 올바른 감정적 경험을 하게 된다. 심리 역동적 접근을 통해 가족구성원에 대한 청소년 의식·무의식적 감정을 탐구하고 문제를 해결하는 것이 필요하다. 책임

회피 성향이 강한 비행청소년의 경우 현실치료기법이나, 아들러(Adler) 학파의 치료기법 사용, 반항적 기질이 가라앉으면 로저스(Rogers)의 내담자 중심치료나 미술을 매개로 한 비지시적이며 비언어적인 치료를 하기도 한다. 이러한 미술치료와 심리치료는 부모의 모습에 대해 갖고 있는 마음속의 감정들을 드러내고 해결하는 데 도움을 줄 수 있다.

① 장기목표

청소년의 적대적 반항장애의 치료를 통한 장기적 목표는 성인에 대한 적대적이고 반항적인 행동의 강도와 빈도를 현저히 줄이고, 분노발작을 끝내고 어른들의 지시에 조용히 존중하는 태도를 따르게 하는 데 있다. 상호 존중하는 태도로 어른들과 꾸준히 상호 작용하며, 적대적이고 도전적인 행동을 사회적으로 수용될 만한 기준 내의 행동으로 바꾸는 것이다. 분노, 적대감, 도전의 밑에 깔려 있는 갈등을 해결하고 긴장 수준을 감소시키고 만족을 증가시키며, 가족과 다른 권위적 인물과의 의사소통 증가에 있다.

② 단기목표 및 치료전략

청소년의 적대적 반항장애의 치료를 통한 단기목표는 규칙과 권위인물에 대한 자신의 행동과 감정을 지각하게 하는 것이다. 가족의 문제와 관련된 책을 읽게 하고 활용, 존중, 협력, 갈등해결이 주제가 되고 그에 대한 해결책을 찾고 행동하도록 한다. 또한 가족치료 세션을 갖고 부모나 성인과 적대적·부정적·도전적인 상호작용의 빈도와 강도를 줄이며, 상처받고 화난 감정인식, 건설적인 방식으로 언어화하여 게임 이용, 욕구와 감정을 인식하게 하고 건설적이며 정중하게 표현할 수 있도록 돕고, 워크북을 이용한 과제를 내주어 행동을 다루는 새로운 방식을 찾아서 시도해 보도록 돕는 것도 필요하다.

감정과 행동 간의 관계를 언어화하여 통찰을 위해 관련 책을 읽고 다루고, 감정과 행동을 연결시키도록 돕는 것, 부모와 다른 어른들에게 무엇을 요구할 것인지를 찾아내어 불평수첩 만들기 등의 언어화로서의 표현과 화난 감정의 대상과 원인 찾기 등도 중요하다. 특히 부모는 아동의 잘못된 행동에 영향을 주는 자신들의 갈등을 인식하며 부모의 갈등을 노출하고 역기능에서 벗어나는 방향으로 움직일 수 있도록 도움을 주며, 가족 구성원 간의 좋아하는 관계패턴을 찾아보고 규칙을 지키며 협력해 노는 능력을 기르는 것이 적대적 반항장애의 청소년을 치료하는 데 필요할 것이다.

(3) 인지행동치료

환자의 자기 조절 및 문제해결능력에 대한 인지적 훈련을 동시에 시행한다. 분노조절, 충동조절 및 의사소통능력 증진에 효과적이며 어느 정도 나이가 들고 지능이 높은 경우에 사용된다.

문제해결 기술훈련은 아동이나 청소년이 문제를 명확히 정의하고 다양한 해결책을 찾아내고 각 해결책의 결과를 예상하여 스트레스 상황을 처리하는 가장 적절한 방법을 발견하도록 도와주는 방법으로 상황에 접근하는 방법에 대해 강조하고 그 결과 나타나는 행동보다 사고 과정에 초점을 맞춘다. 대인관계에서 생기는 문제를 단계적으로 가르치며, 조직화된 과제를 사용하고(게임, 학습활동, 이야기 등), 치료 과정에 배운 문제를 일상생활에 적용할 수 있게 한다. 치료자는 적극적 역할이 요구되는데 적극적으로 칭찬하기, 연습, 역할극, 모델링, 재강화와 약한 정도의 처벌 같은 여러 방법을 동시에 실시한다.

(4) 집단정신치료

비슷한 문제를 가진 아동 청소년 집단을 대상으로 시행되는 것으로서 동료들에 의한 격려와 안심, 피드백이 주어지고 리더십과 집단 응집력을 경험하며 다른 사람의 느낌과 경험을 알 수 있는 기회를 가진다. 동병상련의 관점에서 서로 간에 긍정적인 나눔을 촉진하고 사회적 기술을 증진시키는 데 효과적이다.

(5) 가족치료

가족의 역기능을 줄이고 가족구성원들 사이에 상호작용과 의사소통을 변화시키는 시도를 함으로써 문제가 감소되게 한다. 반항장애나 품행장애 아동의 가족은 가족끼리 서로 지지적이지 못하고 희생양이 생기거나 한 구성원이 고립되는 경우가 많다. 의사소통이 방어적인 경우가 많고 처벌을 사용하며 부정적이고 상호 간의 지지가 부족하다. 치료의 주목표는 가족 상호 간의 긍정적인 재강화를 촉진하고 명쾌한 의사소통을 확립하며 가족들 사이에 서로 원하는 행동의 언어화와 문제 발생 시에 서로 간에 건설적으로 타협하도록 도와주는 것에 있다.

(6) 행동치료기법
① 무시하기

관심을 끌려고 하는 행동이라면, 문제행동에 여유를 가지고 무시하면서 지켜본다.

② 타임아웃(고립)

신체적 위험이 있을 경우에는 하지 못하게 해야 한다. 실시 전, 문제가 되는 행동을 구체적으로 정하고 어떤 행동, 어떤 절차로 실시할 것이지 아동과 미리 이야기한다. 방 한구석에 의자를 놓고 하는 것이 바람직하며, 공포를 유발하는 곳을 피하고 보상받을 수 없는 곳으로 선정한다.

③ 권리박탈

친구 집에 놀러 가지 못하게 하기, 좋아하는 TV방송 못 보게 하기, 전자 오락게임 못 하게 하기, 용돈 지급하지 않기, 미리 문제행동을 구체적으로 정해 놓고 함께 결정한다.

④ 차별강화

고치려고 하는 문제행동 이외에 다른 바람직한 행동을 집중적으로 칭찬하거나 보상해 주고 문제행동은 무시하면 문제행동의 감소, 바람직한 행동을 가르쳐 주는 효과이다.

⑤ 토큰강화법

일상생활에서 토큰 얻는 행동과 토큰 잃는 행동을 결정하고 토큰을 나중에 보상품과 바꾸어 주는 것이다. 일상적으로 얻을 수 있는 것이 아닌 특별한 것으로 보상품을 결정한다.

5. 선택적 함묵증

1) 정의

선택적 함묵증은 말할 수 있는 능력을 가졌음에도 불구하고 특정한 가족 및 소수의 특별한 친밀감을 느끼는, 가까운 사람을 제외한 특정한 상황의 사회적 상황에서 말을 하지 못하고, 때로는 몸짓을 이용한 단순한 표현이나 잡아당기기 혹은 단음절의 표현을 이용한 최소한의 의사표현만을 하는 경우라 할 수 있다. 선택적 함묵증은 표준화된 발음의 언어로 자신의 의사를 표현하는 대신 몸짓이나 고개 끄덕임 또는 잡아당기기, 그리고 짧은 음절의 일정한 목소리 등을 통한 간단한 의사 표현만 한다. 정상적인 언어 기술을 가지고 있으나 때로는 의사소통의 장애인 음성학적 장애, 표현성 언어장애, 혼재 수용-표현성 언어장애나 발음장애를 일으키는 의학적 상태가 동반되기도 하며 불안장애, 정신지체, 입원 또는 극심한 심리 사회적 스트레스와 연관되기도 한다.

선택적 함구증은 1% 이하, 보통 5세 이전에 발병하며 여아에게 더 흔하게 나타난다. 이 증상은 주로 몇 달 정도 지속되지만, 때로는 더 오래 지속되기도 하고, 심지어 몇 년 동안 계속될 수도 있다.

2) 원인

선택적 함묵 청소년은 특정한 사회적 상황에서 말을 하지 않고 대개 자신이 편안하다고 생각하는 사람이나 장소에서만 말을 하는 것으로 함묵증의 원인으로는 몇 가지 가설이 있다.

(1) 정신분석 측면

선택적 함묵증은 신경증적 반응과 관련이 있는 것으로 생각하거나, 언어가 발달하는 중요한 시기에 발생한 심리적 충격으로 보기도 한다. 심리적 고착 현상으로 모친의 거절과 부친의 괴롭힘에 대한 청소년의 분노의 표현으로 보고 부모를 벌주기 위해 이전의 발달 단계로 퇴행하는 것으로 보기도 한다. 또한 가족불화나 강한 스트레스 상황이나 청소년이 새로운 환경에 적응하는 데서 발생하는 분리 불안의 한 형태로 보기도 한다. 사회적 공포의 한 측면으로 보기도 한다.

(2) 행동주의 측면

행동주의적 측면에서 선택적으로 함묵하는 청소년과 청소년의 환경과의 상호작용문제로 보아 말하지 않는 행동은 청소년의 환경 속에서 중요한 인물인 부모나 교사, 또래의 사회적 강화에 의해 유지되는 것으로 본다. 즉, 청소년의 말하지 않는 행동에 대한 주위의 관심이 오히려 말하지 않는 행동을 강화시켜 준다는 것이다. 선택적 함묵증은 특정 강화로 이루어지는 변별학습에서 나타나는 학습된 부적 강화로 보기도 한다. 즉, 교사가 청소년에게 반응을 요구했으나 반복적으로 응답을 거절하였을 때 교사의 요구 철회는 부적으로 강화한다고 본다. 청소년은 학습된 행동으로 말하기를 거절하는 것을 통해 자신의 환경을 조정한다고 한다. 이러한 가설은 선택적 함묵증이 아동과 환경과의 상호작용 문제로서 청소년 환경의 반응을 변화시켜 주면 말하기는 증가할 것이라는 가정을 제시하고 있다.

3) 증상

선택적 함묵증은 정상적으로 말할 수는 있는 능력이 있으나, 특정 상황에서 말하는 데 지속적으로 실패하는 것을 말한다. 언어의 발달 상태는 정상 범위에 있으나, 일부에서는 대화 장애를 보이기도 한다. 자신이 친근한 상황에서는 정상적인 의사소통이 가능하지만 낯선 상황에서는 부분적 또는 총체적으로 전혀 말을 하지 않는 특징이 있다. 스트레스를 받은 후 급성적으로 발병되기도 하고 점차 서서히 발병되기도 한다. 발병 시기는 대개 4~8세이며, 집에서는 말을 잘하나 학교 상황에서 말을 하지 않는 형태로 표현되지만, 드물게는 학교에서는 말을 잘하나 집에서만 말을 하지 않는 형태로 나타나기도 한다.

4) 심리적 특징

함묵증이라는 용어는 1934년 트라머(Tramer)에 의해 최초로 사용된 것으로서, 일반적으로 선택적 함묵(selective mutism) 또는 심인성 함묵(psychogenous mutism)을 의미한다. 즉, 친한 친구, 가족, 혹은 소집단 내에서는 대인관계에 아무런 관계가 없지만, 다른 장소에서는 전혀 말하지 않는 경우를 말한다.

선택적 함묵증 청소년의 심리적인 특징을 살펴보면 타인을 멀리하고 주변 환경의 요구를 낮추고 경쟁에서 회피하면서 자신의 내부로만 느낀다. 타인이 자신의 말을 주목하면 완전히 철수하고 말을 강요하면 머리와 손을 떨게 하여 타인의 접근을 막기도 하고 상실과 불안을 느낀다. 이러한 심리적인 특성은 여러 가지 정신적인 문제를 출현시키기도 하는데 심한 스트레스나 불안장애, 외상 후 스트레스장애 등의 의학적인 상태와 연관되기도 한다. 사람은 말을 통하여 자신의 정체성을 인식하게 되고 대화를 통하여 자신의 가치를 형성하고, 남을 의식하면서 사회적 정서적 발달을 가져오게 된다.

선택적 함묵증에 수반되는 행동 특징으로는 심한 부끄러움, 사회적 어려운 상황에 대한 두려움, 사회적 위축과 철수, 강박적 특성, 거절증, 분노, 발작, 통제하거나 반항하는 행동(특히 집에서)이 있다. 또한 사회적·학업적 기능에 심한 장애가 초래되기도 한다. 또래들에 의해 놀림당하고 희생양이 되는 경우가 흔하다. 일반적으로 이 장애가 있는 아동들은 정상적인 언어기술을 지니고 있으나, 때로는 의사소통 장애(예, 음성학적 장애, 표현성 언어장애, 혼재 수용—표현성 언어장애) 또는 발음장애를 일으키는 일반적인 의학적 상태가 동반되기도 하며, 불안장애(특히 사회 공포증), 정신지체, 입원, 또는 극심한 심리사회적 스트레스와 연관되기도 한다.

선택적 함묵의 하위 형태로는 소심, 공포, 불안 형태, 적대감 또는 공격성 형태, 반응적, 히스테리, 외상 경험의 후유증 형태로 나눌 수 있다.

5) 치료

치료는 행동치료, 심리치료, 약물치료, 가족치료 등 아동의 상태에 따라서 여러 가지 방법이 적용될 수 있다. 치료자가 취해야 할 기본적인 태도는 아동 자신으로 하여금 자신이 정상적으로 말을 할 수 있는 능력이 있다는 확신을 갖도록 도와주는 태도다. 초기단계에서는 제스처 등 비언어성 대화를 하도록 하고, 점차 한 단어로 대답하는 간단한 반응을 보이도록 유도하면서 점차 복잡한 문장으로 대화할 수 있도록 도와준다. 동반된 불안 또는 우울이 있는 경우에는 나이에 따라서 미술치료 또는 정신치료가 도움을 받을 수 있고, 부모-자녀 관계, 특히 어머니와의 공생관계에 있는 경우에는 분리-개별화 과정을 도와주어야 한다. 언어의 발달에 장애가 있다고 판단되는 경우에는 언어치료를 시행하여야 한다. 약물치료로는 페넬진이 시도된 바 있고, 최근에는 플루옥세틴에 의해 효과가 있었다는 보고도 있다. 극심한 경우에는 입원치료가 필요하다.

① 페넬진(phenelzine, 모노아민산화효소 저해제)

우울증 치료에 사용되는 합성 모노아민산화효소 저해제이다. 다른 모노아민산화효소 저해제와 마찬가지로 감정자극과 관계있는 뇌신경전달물질인 노르에피네프린이 효소에 의해 분해되는 것을 막으며 치료를 시작한 뒤 2주 후에 약 효가 서서히 나타나지만 간에 손상을 준다는 부작용이 있다.

② 플루옥세틴(Fluoxetine)

플루옥세틴은 선택적 세로토닌 재흡수 억제제 계열의 항우울제이다. 우울증, 강박성 장애(성인, 소아과 인구 둘 다 해당), 폭식증, 신경성 무식욕증, 공황장애, PMDD(월경 전의 불쾌한 기분)의 치료에 승인을 받은 상태이다.

6. 틱장애

1) 정의

반복적으로 갑작스럽고 빠르게 나타나는 근육의 움직임이나 어떤 형태의 소리를 말한다. 대개 7~11세 아동들에게서 자주 나타나지만 18세 이하 청소년에게도 종종 나타난다. 이러한 학령기 아동의 10~15%가 틱장애를 경험하는 것으로 알려져 있다.

틱장애는 매우 다양한 경과를 나타낸다. 대개 만 2세부터 13세 사이에 시작되며, 7~11세 사이에 발병하는 경우가 가장 많다. 눈을 깜박거리는 증상부터 시작하는 경우가 가장 흔하다. 시간이 경과하면서 한 가지 증상이 없어지고 다른 증상이 새로 나타난다. 수일 혹은 수개월에 걸쳐 저절로 증상이 생겼다가 없어졌다 하는 경우도 많다. 일시적인 틱은 대개 저절로 사라지지만, 일부는 만성 틱장애나 뚜렛장애로 발전한다. 가장 흔히 동반되는 상태는 강박장애(50%까지), 주의력결핍 과잉행동장애(30~50%), 기분장애 등이다. 또래들의 거절이나 낙인에 따른 또래 관계와 사회성의 문제가 생기기도 한다.

2) 원인

정확한 원인은 아직 밝혀지지 않았으나. 일반적으로 가정이나 학교에서 받을 수 있는 스트레스 등의 심리적인 이유나 유전적인 이유, 뇌의 기능 이상(불균형) 등으로 추정되고 있다(심리적인 이유는 1년 이내에 끝날 경우가 있지만, 유전이나 뇌의 불균형으로 인한 기능 이상 등의 문제로 추정되는 경우에는 틱이 뚜렛증후군으로 될 수 있는 위험이 높다).

(1) 유전적인 원인

가족 중에 틱장애나 강박장애를 나타내는 경우가 많다. 환아의 일란성 쌍둥이의 50%에서, 그리고 이란성 쌍둥이의 10%에서 동시에 발병한다. 이러한 점으로 보아 환자의 일부에서는 유전적인 성향이 있다고 생각된다. 우성 유전을 하는 것으로 보는 학자도 있다.

-뇌의 구조적·기능적 이상: 중추신경계 중 전두엽(앞뇌: 전체적인 뇌 기능의 조율을 담당)과 기저핵(운동기능을 조절하는 중추이고 감각과 운동의 조화를 담당)에 병변이 있다고 보고되고 있다. 최근 뇌파, MRI 등 뇌영상 진단의 발달에 의해 많은 연구가 이루어지고 있다.

-뇌의 생화학적 이상: 1970년도에 할로페리돌이라는 약물이 틱 증상을 억제한다고 알려지면서 뇌의 신경전달물질의 이상이 틱의 원인이 된다는 학설이 설득력 있게 제기되었다. 중추신경계의 신경전달물질 중 dopamine 활성이 틱과 관련된 것으로 추정된다.

(2) 호르몬

남자아이에게서 많다는 점에서 남성호르몬과 틱이 연관되었을 것이라고 생각되기도 한다.

(3) 출산과정에서의 뇌손상, 뇌의 염증, 산모의 스트레스

소수의 환아에서는 박테리아 감염 후 일종의 면역반응의 이상이 발생해서 틱장애와 강박장애가 발생한다.

(4) 학습 요인

아주 경한 정도의 일시적인 틱은 주위의 관심이나 환경적 요인에 의해 강화되어 나타나거나, 특정한 사회적 상황과 연관되어 나타날 수 있다.

(5) 심리적 요인

틱의 증상은 스트레스에 민감하다고 알려져 있다. 가족이 틱의 증상을 오해하고 창피를 주거나 벌을 주어서 증상을 억압해 보려고 하는 경우 아이는 정서적으로 불안해지기 때문에 증상이 악화된다. 이러한 악순환 결과 틱의 증상이 심해지고 우울증, 성격의 변화와 같은 바람직하지 못한 결과가 초래된다. 단, 심리적인 원인 단독으로 틱이 발생하는 것은 아니다.

3) 틱장애의 증상

근육틱과 음성틱이 있으며 각각 단순형과 복합형으로 나누어진다.

(1) 근육틱

① 단순 근육틱
눈 깜박거림, 얼굴 찡그림, 머리 흔들기, 입 내밀기, 어깨 들썩이기

② 복합 근육틱
자신을 때리는 행동, 제자리에서 뛰어오르기, 다른 사람이나 물건을 만지기, 물건을 던지는 행동, 손의 냄새 맡기, 남의 행동을 그대로 따라 하기, 자신의 성기 부위 만지기, 외설적인 행동

(2) 음성틱

① 단순 음성틱

쿵쿵거리기, 가래 뱉는 소리, 기침소리, 빠는 소리, 쉬소리, 침 뱉는 소리

② 복합 음성틱

사회적인 상황과 관계없는 단어를 말하기, 욕설, 남의 말을 따라 하기

(3) 정신의학적 분류

① 일과성 틱장애(transient tic disorder)

음성틱이나 근육틱 중 하나가 4주 이상 1년 이내 계속된다.

② 만성 운동/만성 음성 틱장애(chronic motor or vocal tic disorder)

음성틱이나 근육틱 중 하나가 1년 이상 나타난다.

③ 뚜레씨장애(Tourette's disorder)

근육틱과 음성틱이 동시에 1년 이상 나타난다. 대체로 증상의 정도가 심하다.

4) 심리적 특성

틱장애를 보이는 청소년들에 대한 오해와 편견, 주위에서의 압력 때문에 정서적 문제가 발생하는 경우가 많다. 정신분석학적 해석에 따르면 틱 증상은 '억압된 분노'가 신체적으로 특정 행동으로 나타나는 것으로, 대체로 틱 증상

을 보이는 어린이와 청소년들은 부모의 양육태도가 억압적이거나 제재(잔소리, 금지, 경고, 비난)가 많은 경우가 많다. 이러한 양육태도로 인해 아동은 심리적인 불안과 스트레스를 많이 받게 되고, 이를 적절히 발산하지 못하고 억압받다 보면 자신도 모르게 틱장애를 보이게 된다.

틱을 가진 아동들은 이미 뇌의 기능이 안 좋은 상태이고 자율신경계의 기능이 제 기능을 못 하는 상태이므로 쉽게 피로하게 되며, 소아기에 발병이 많이 되는 틱장애는 아동에게 심리적으로 상처를 많이 주는 질환이다. 남들과 다른 행동이나 말로 또래들에게 놀림을 당할 수 있기 때문이다. 이렇게 놀림을 당하게 되면 아동의 성격이 소극적으로 변하는 경우가 많이 있으며, 그로 인해 또래 관계를 유지하는 것에 있어서 많은 어려움을 겪기도 한다. 또한 놀림을 받지 않기 위해 자신의 틱 증상을 억누르게 되고 이는 의지로 되는 것이 아니기 때문에 증상이 멈추지 않아 또 스트레스를 받게 되고. 이러한 현상의 반복으로 인해 스트레스가 누적되어 틱 증상이 더 심화된다.

그러므로 틱장애가 보이면, 틱 증상에 대해 제재나 체벌을 가하기보다는 아동이 마음을 편안하게 가질 수 있도록 도와주는 것이 필요하다. 아동은 틱 행동에 대해 심리적으로 불안하거나 스트레스를 받으면 심해지기도 한다. 대개 스트레스를 해소하려는 행동인 경우가 많고 감수성이 예민하거나 스트레스를 많이 받는 어린이에게 흔히 나타나는 것으로 알려져 있다.

5) 치료

틱을 가진 아동들은 이미 뇌의 기능이 안 좋은 상태이고 자율신경계의 기능이 제 기능을 못 하는 상태이므로 쉽게 피로하게 된다. 아이에게 부담이 될 수 있는 방과 후 과외활동이나 학원 수업은 꼭 필요한 것만 하도록 하고 남는 시간은 아이가 원하는 놀이를 함께할 수 있도록 하는 것이 좋다. 또한 운동을 규칙적으로 하는 것도 도움이 된다. 수영이나 태권도, 산책이나 자전거 타기 등의 운동을 하면 아동의 체력을 키워 줄 뿐 아니라 자연스럽게 자연을 접하게 되어 심리적인 안정감을 느낀다. 틱 증상이 3개월 이상 지속되거나 학습에 지장을 줄 만큼 심각하다면 전문적인 치료를 받아야 한다. 치료는 근본적으로 틱장애를 유발하는 불균형한 뇌를 바로잡는 것이다. 객관적인 검사로 진단을 통해 개인에 맞는 원인치료를 해 줘야 한다.

(1) 치료가 필요한 정도인가 여부를 결정

진단 기준에 부합되지 않는 아주 사소한 틱이나 경한 형태의 일시적인 틱장애는 즉각적인 치료를 필요로 하지 않는다. 이런 경우 경과를 관찰해 보면서, 틱이 계속되거나 진단 기준에 부합되면 그때 치료를 시작한다.

(2) 환자나 가족을 위한 교육

가족이나 일반인들은 틱 증상을 일부러, 혹은 고의로 증상을 만들어 내는 것으로 오해하는 경우가 많지만 이는 틀린 생각이다. 나무라거나 비난하기, 놀리기, 지적하기 등을 피한다. 초기에 가장 효과적인 대책은 증상을 무시하고 관심을 주지 않는 것이다. 틱 증상은 뇌의 이상에서 비롯되며, 사회심리적 요인에 의해 영향을 받는다. 순수한 심리적인 질환 혹은 정신병이 아니다. 환자들을 위해서 학교 교사와의 협조가 필요하다. 교사의 병에 대한 이해를 바탕으로 교실 내에서 긍정적이고 지지적인 환경이 제공된다면, 환자의 정서적 부담을 덜어줄 수 있다. 비슷한 증세를 가진 아동이나 청소년의 자조모임이 도움이 된다.

(3) 약물치료

중등도 이상의 증세를 보이는 경우에는 정신치료나 행동치료 단독으로 증
상의 개선을 기대하기 어렵다. 현재까지는 임상적으로 문제가 되는 중등도 이
상의 틱장애 치료에 약물이 가장 효과적이라고 알려져 있다. 일과성 틱장애가
아닌 만성 틱장애, 뚜레씨장애의 경우에는 약물치료가 대개 시행된다.

① 도파민 수용체 길항제(할로페리돌, 피모짓, 리스페리돈)

전체 환아의 70~80%에서 효과가 있다. 낮은 용량에서 시작하여 서서히 증
량하게 된다. 가장 많이 사용되는 할로페리돌은 0.5~6mg, 피모짓은 1~10
mg 정도의 용량이 사용된다. 대개 4~8주 정도 투여하면 효과 여부를 알
수 있다. 이 약물의 부작용으로는 급성 근긴장증, 장시정좌불능증, 행동저
하, 인지장해, 체중증가 등이 있지만, 대개 약물을 줄이거나 끊으면 좋아진
다. 정신과 전문의가 주의 깊게 처방하는 경우에는 심각한 부작용의 염려
는 하지 않아도 좋다. 이러한 부작용이 적은 리스페리돈과 같은 새로운 약
물이 처방되고 있다.

② 클로니딘, 구안파신

성인의 고혈압치료에 사용되는 약물로서 도파민 수용체 길항제에 반응이
없는 경우에 사용된다. 8~12주 투여에 의해 20~30%의 증상 완화 효과가
있다. 효과는 적지만 비교적 안전하게 사용될 수 있다. 부작용으로는 환아
의 10~20%에서 졸음을 보고한다.

③ 기타

항우울제 등이 효과적인 경우도 있으며 최근 새로운 약물치료에 대한 연구가 진행 중에 있다. 주의력 결핍 과잉행동장애가 동반되는 경우 중추신경자극제를 투여하기도 하며, 간질과 동반되는 경우에는 클로나제팜이 좋다.

(4) 정신치료

환아들은 증상에 대한 오해와 편견, 주위에서의 압력 때문에 정서적 문제가 발생하는 경우가 많다. 우울, 불안, 자신감의 결여 등에 대한 지지적 상담이 제공되어야 한다. 하지만 심리적인 요소가 명백한 주원인인 극히 소수의 환아를 제외하고는, 놀이치료나 정신치료가 주된 치료방법이 되어서는 안 된다. 최면요법을 사용하는 경우도 있으나 효과는 크지 않다.

(5) 행동치료

증상으로 인해 생기는 부적절한 주위의 반응이나, 어른들의 관심으로 인한 이차적인 이득을 치료적으로 통제하는 행동수정요법이 시행되기도 한다. 일부러 틱 증상을 반복하기(massed practice), 이완훈련(relaxation technique), 인식훈련(awareness training), 자기관찰(self-monitoring), 조건부 강화(contingent reinforcement) 등은 일과성 틱장애에서 효과적인 경우가 있다.

7. 인터넷중독

최근 컴퓨터 보급이 급속도로 증가하면서 우리나라 2가구 중 1가구 이상 (51.8%)이 컴퓨터를 보유하고 있는 것으로 조사되었다. 이에 따라 PC통신, 인터넷 등 사이버 통신 이용률도 매년 급증하면서 정보의 바다라고 불리는 인터넷은 청소년들에게 무한한 호기심을 충족시킬 수 있는 새로운 문화의 장이 되었다.

인터넷 세상은 지구촌을 하나로 만들어 주었고 많은 정보를 빠르게 습득하고 공유할 수 있게 해 주었으며, 원격시스템을 통한 교육과 현실세계에서 불가능한 것을 인터넷상의 가상체험을 통해 대리만족과 즐거움을 얻을 수 있게 해 주는 등 이제는 우리사회에서 떼어낼 수 없는 존재가 되었다.

그러나 인터넷의 이러한 편리함과는 반대로 이에 따른 부작용 또한 큰 문제점으로 대두되고 있으며 특히, 정체성을 획득해 가는 과도기상태인 청소년기에는 더욱 악영향을 미치고 있어 그 심각성이 크다. 일부 청소년들에게 있어 인터넷 사용이 게임이나 오락, 음란물 등의 목적으로 편중되어 나타나고 있고, 이것이 인터넷의 장기간 사용으로 이어져 신체적·심리적 문제 등 많은 현실 부적응적인 문제들을 야기하고 있다.

이러한 인터넷중독(Internet addiction) 증상을 보이는 청소년들은 마음이 허전하고 불안할 때 인터넷에 접속해 마음의 위안을 얻는 의존성이 강하며 인터넷을 떠나 있으면 불안해하는 특성까지 보인다. 장시간의 인터넷 사용이 청소년의 생활패턴을 급격히 변화시키고 부작용이 날로 심각해짐에 따라 청소년의 인터넷 사용에 대한 관심이 높아지면서 인터넷 사용 규제에 대한 여러 가지 대책이나 조치가 속속 마련되고 있지만, 인터넷중독의 구체적 실태와 대책방안에 관한 연구가 매우 부족한 실정이다.

1) 원인

인터넷중독은 청소년들의 대인관계 및 학업 또는 품행문제에 대한 부정적인 영향을 유발시킬 수 있다. 이러한 문제의 원인은 컴퓨터와 초고속 인터넷 망의 보급과 더불어 PC방의 급격한 확산 등 인터넷 환경의 발달이라는 외부요소에서 찾아볼 수 있다. 하지만 이러한 외부요소뿐만 아니라 청소년기의 특성이나 개인적 요소도 인터넷중독에 큰 작용을 하고 있다. 아이에서 성인으로 가는 과도기 사이에서 청소년이 겪는 정체성의 혼란과 매래에 대한 불안감과 각종 스트레스에서 오는 불안감, 우울감, 외로움 등은 청소년들이 쉽게 인터넷에 빠져들 수 있는 요인이 되고 있다. 구체적인 인터넷중독의 원인을 살펴보면 다음과 같다.

첫째, 즉각적인 만족과 광대하고 무분별한 정보의 습득은 청소년들에게 있어 자아 팽창감을 느낄 수 있게 해 준다. 현실에서 정보를 얻기 위해서는 많은 시간과 노력이 필요하지만 인터넷을 사용하면 마우스 클릭 몇 번으로 짧은 시간 안에 자신이 원하는 정보를 얻음으로써 비교적 쉽게 만족감을 느낄 수 있으며 다양하고 방대한 정보를 접하면서 자신의 지식의 양을 넓히고 그에 따른 성취감을 맛볼 수 있다.

둘째, 인터넷에 몰입하기 쉽기 때문이다. 인터넷을 통해 많은 양의 정보를 얻거나 게임이나 채팅, 음란물 등을 보는 동안 시간의 흐름을 인식하지 못할 정도로 지나치게 몰입하기 때문에 중독에까지 이를 수 있다.

셋째, 인터넷은 익명성을 보장받는다. 자신의 존재를 다른 사람에게 알리지 않고, 숨긴 채 여러 가지 활동을 할 수 있고, 현실세계에서 해 보지 못했던 일들을 자유롭고 과감한 행동을 통해 이룸으로써 만족감을 얻을 수 있다. 또한 고민이나 욕망을 자신의 존재를 드러내지 않고 표현할 수 있고 여러 개의 ID를 만들어 다양한 인격을 소유할 수 있기 때문에 인터넷중독에 빠지게 되는 것이다.

넷째, 인터넷을 함으로써 현실세계의 불안감이 감소된다. 인터넷상에 있는 동안 현실세계의 불안감은 사라지고 기분이 좋아진다. 시험에 대한 부담감이나 일상생활에서의 걱정들은 적어도 인터넷 세상에 있는 동안 잠시나마 벗어날 수 있기 때문에 마음의 편안함을 얻을 수 있다.

다섯째, 공격성과 충동성이 발현된다. 이것은 인터넷의 익명성의 바탕이 되어 온라인 게임 안에서 공격적인 행동, 익명게시판을 통한 욕설이나 다른 사람에 대한 비방, 공격적인 글을 올리는 행동들을 통해 억압되어 있고 내재되어 있던 공격성과 충동성을 사이버 공간에서 방출하고 학업이나 가정문제 등에서 오는 스트레스를 풀기 위하여 인터넷을 과도하게 사용하게 된다.

이렇듯 인터넷을 통하여 대리만족을 하게 되면서 청소년은 인터넷의 가상공간에 점점 익숙해지게 되고 욕구충족을 위하여 보다 큰 자극을 찾게 되면서 자신도 모르는 사이에 인터넷에 중독되어 가고 있는 것이다.

2) 인터넷중독의 특징과 문제점

(1) 인터넷중독의 특징

단순한 호기심의 대상에서 벗어나 이제는 일상생활의 중요한 영역으로 자리 잡고 있는 인터넷에 중독적인 특징이 내재되어 있고 이로 인한 피해가 상당하다. 일반적 중독과 차별되고 있는 인터넷중독의 특징을 살펴보면 다음과 같다.

첫째, 인터넷을 완전히 차단하는 것은 불가능하다. 정보화 시대는 이미 우리 생활 속의 일부가 되었고 인터넷의 혜택을 누리는 것에 익숙해져 있기 때문에 약물중독이나 도박 같은 중독처럼 완전 격리시키는 방법만으로는 인터넷중독 문제에 대체할 수 없다.

둘째, 중독의 위험이 모든 사람에게 노출되어 있다. 인터넷 사용이 일반화되면서 특정 층의 사람만이 사용하는 것이 아니라 남녀노소 할 것 없이 거의 모든 사람들이 일상생활에서 자연스럽게 인터넷을 접하게 되었고 따라서 중독의 위험성도 확대되었다. 하지만 그중에서도 연구결과에 의하면, 심각한 정서적 문제나 낮은 자존감 상태에 있는 사람, 자신의 정체감에 불만이 있는 사람, 사회생활에서 자신감이 결핍된 사람, 자기실현에 좌절을 겪는 사람, 환상적 사고에 취약한 사람들이 대부분 인터넷중독에 빠질 수 있다고 보고되었는데, 이러한 특징을 가장 많이 경험할 수 있는 시기인 청소년기에 인터넷중독에 빠질 위험성은 더 높다고 볼 수 있다.

마지막으로 인터넷의 위험성에 대한 인식이 부족하다는 점이다. 인터넷의 이용으로 많은 사람들이 정보를 얻고 즐거움을 찾으며 생활의 편리함을 주는 것은 잘 알고 있지만, 과다한 이용이 악영향을 미칠 수 있다는 사실을 깨닫고 있는 사람을 얼마 되지 않는다. 이러한 인터넷중독의 특수성은 사용자 대상의 예방교육이 절실히 필요함을 더욱 단적으로 보여 준다.

(2) 인터넷중독의 유형별 문제점

인터넷중독은 일반적으로 채팅중독, 게임중독 음란물중독 및 정보검색중독으로 나눌 수 있다. 이러한 유형을 중심으로 문제점을 알아보고자 한다.

첫째, 채팅중독은 남자보다는 여자에게서 많이 일어나며, 인터넷을 통해 타인과 대화를 나눔으로써 친밀감을 나누고 관계형성의 욕구를 충족시키기 위해 채팅에 몰두하는 것이다. 채팅을 하는 사람들은 서로 얼굴을 모르기 때문에 마음 놓고 이야기할 수 있는 것을 가장 큰 매력으로 생각하고 있으며, 이로 인해 사회생활, 학업, 수면 등에 방해받고 있는 것으로 나타났다.

둘째, 게임중독은 게임을 함으로써 스트레스를 해결시켜 주는 유익한 면이 있지만, 지나친 게임은 중독증을 유발하는 심각한 부작용을 낳고 있다. 게임의 특성상 아쉽게 끝나게 되면 계속 도전하게 되므로 빨리 끝낼 수 없고 폭력게임의 경우 잠재되어 있던 공격적 성향을 만족시키며 게임에서 이김으로써 성취 욕구를 느낄 수 있게 하므로 의지가 강하지 않은 이상 게임에서 헤어 나오기가 어렵다. 이러한 이유로 밤늦은 시간 동안 게임을 하고 낮에 졸거나 학교생활에 영향을 미치고, 특히 게임중독을 보이는 청소년의 경우에는 대인기피증, 강박감, 편집증, 체력저하 현상이 발생하기도 한다.

셋째, 음란물중독은 특히 청소년에게서 많이 볼 수 있는 중독으로 성에 대한 호기심이 왕성한 시기에 인터넷을 통한 음란물중독이 발생할 수 있다. 부모님들이 컴퓨터를 잘 다루지 못하는 경우가 많으므로 인터넷을 통한 음란물의 유통은 통제의 사각지대에 놓이게 되며 음란물은 친구와 컴퓨터 등의 다양한 경로를 통해 쉽게 접할 수 있기 때문에 무분별한 음란물의 접근으로 잘못된 성문제를 일으킬 수 있다.

넷째, 정보검색중독은 특별한 목적 없이 여러 사이트를 돌아다니며 다양한 내용의 웹 서핑을 하거나 또는 한 가지 관심사만의 웹 서핑을 하는 데 몰두하는 행동이다. 서핑중독의 경우 대부분 정보를 모은다는 생각에 인터넷을 건강하게 사용한다고 생각하고 스스로 중독을 인정하지 않는 경우가 많다. 하지만 과제나 업무 또는 일이나 학습과 관련되어 특정한 목적을 가지고 정보 검색을 하는 것을 제외하고, 단순히 관심 있는 것에 대한 정보 수집을 하느라 시간 통제가 안 되고 할 일을 미루거나 못할 정도로 과도하게 몰두한다면 서핑 중독이라 볼 수 있다.

인터넷에 중독된 사람은 항상 새로운 정보를 찾게 되면서 인터넷에 접속하는 시간이 많아지게 되고 맡은 역할에 점점 소홀하게 되고, 주변의 대인관계가 줄어들어 현실 인간관계에서 얻을 수 있는 만족과 즐거움을 급속하게 상실하게 되는 부작용을 낳게 될 우려가 높다. 얼굴 없는 공동체에 발을 들여놓으면서 현실과 가상현실을 구분하지 못한 채 사회와 동떨어진 행동을 할 수 있고, 심할 경우 가상공간에서만 즐거움을 느끼고 인터넷을 사용하지 않으면 초조하고 불안하며 접속을 마친 후에는 금단현상까지 나타날 수 있어 그 문제가 심각하다.

3) 인터넷중독의 주요 증상

(1) 강박적 집착과 사용

① 인터넷을 하지 않는 시간에도 인터넷을 할 생각만 한다.

② 인터넷에서 뭔가 새로운 일이 일어나고 있을 것 같은 생각에 사로잡혀 있다.

③ 대부분의 시간을 인터넷을 사용하는 데 보낸다.

④ 처음에 의도했던 시간보다 더 오래하게 된다.

(2) 내성과 금단

① 만족하기 위해서 점점 더 많은 시간을 인터넷 사용으로 보낸다.

② 만족하기 위해서 점점 더 자극적인 것을 찾는다.

③ 인터넷을 하지 않으면 불안, 우울, 초조감에 시달린다.

④ 인터넷을 하게 되면 마음이 편안해진다.

⑤ 수업 중에도 게임소리가 귓전을 맴돈다.

⑥ 밤에 잠자리에 들어도 쉽게 잠들지 못하며 다음에 인터넷을 할 생각에 빠져 있다.

⑦ 밤마다 잠자리에 누우면 천장이 컴퓨터 화면으로 보이고, 그 속에서 장면이 어지럽게 펼쳐진다.

⑧ 컴퓨터를 하고 있지 않는 동안에 자신도 모르게 컴퓨터 키보드를 두드리고 있다.

(3) 일상생활 장애

① 인터넷을 한번 시작하면 그만두기가 어렵다.

② 인터넷 사용을 줄이거나 조절하려는 욕구가 지속적으로 있었지만 실패한다.

③ 인터넷을 하기 위해 다른 일을 미루거나 포기한다.

④ 인터넷 사용으로 수면 시간이 현저하게 줄어들었다.

⑤ 인터넷을 하기 위해서 거짓말을 자주 한다.

⑥ 인터넷 사용에 방해를 받으면 몹시 화내거나 때로는 부모에게 반항한다.

⑦ 인터넷을 하느라 중요한 약속을 어기거나 공부 및 직장 일을 소홀히 한다.

⑧ 업무능률이나 생산성이 현저히 떨어지고 직장을 잃기도 한다.

⑨ 인터넷 사용으로 학업성적이 저조하고 학교를 그만두기도 한다.

⑩ 친구를 만나지 않고 취미활동에도 관심이 없어진다.

⑪ 가족과 보내는 시간이 줄어들며 가족과도 소원해진다.

⑫ 부모에게 불복종하며 심하면 가출한다.

(4) 신체적 증상

① 밤을 새워 인터넷을 사용하므로 일상생활 주기가 흐트러진다.

② 만성피로감, 눈의 피로, 시력저하, 근 골격계 장애가 온다.

③ 불규칙한 식사로 인한 영양실조, 혹은 운동부족과 과식으로 인한 체중 증가, 혈압상승 등이 초래된다.

(5) 기타

시간에 대한 지각이 왜곡된다.

4) 치료

(1) 개인적 측면

① 하루 중 인터넷을 사용하는 시간을 일정하게 정하고 꼭 지키도록 노력한다

뚜렷한 목적이 없는 웹 서핑을 하지 말아야 하며, 자신에게 주어진 다른 일을 다 끝마친 후에 컴퓨터를 켜는 습관을 들이는 것이 좋다. 한 시간만 게임을 하거나 채팅을 하고 시험공부를 하겠다는 생각은 이 역시 중독증상

의 하나일 뿐이다.

② 혼자서 컴퓨터를 사용하는 것을 피한다

남에게 드러나지 않는다는 은밀성이 사이버중독증을 악화시키기 때문에 보다 공개된 장소로 컴퓨터의 위치를 옮기는 것도 좋은 방법이다.

③ 오락과 휴식의 도구로서의 컴퓨터 사용을 줄인다

컴퓨터 사용은 신체적·정신적 긴장을 유발하여 또 하나의 스트레스가 되는 경우가 많으므로 과감하게 불필요한 게임 CD는 정리하고 게임 파일을 삭제하는 것이 좋다.

④ 신체적 활동을 하는 시간을 늘린다

적절한 운동을 규칙적으로 하고, 모니터 앞에서 식사를 절대 하지 않으며, 바쁘더라도 컴퓨터를 끈 채로 끼니를 해결해야 하는 습관을 들이는 것이 좋다.

⑤ 사이버 공간이 아닌 현실 공간에서의 대인관계를 늘린다

PC·게임방을 가더라도 부모님 혹은 친구와 같이 가고 혼자서는 절대 가지 않는다는 원칙을 만드는 것도 좋다.

⑥ 대안활동을 찾아라

단순히 컴퓨터를 사용하는 시간만을 줄이는 데 목적을 두게 되면 남는 시간에 할 일이 없어서 다시 인터넷을 하게 된다. 인터넷 사용을 조절하기 원한다면 인터넷 말고 자신에게 즐거움을 주는 여러 가지 대안활동을 찾아

서 즐기는 것도 좋다.

⑦ 부모교육 및 상담을 실시해야 한다

대다수 청소년들이 인터넷을 사용하는 곳은 주로 가정이다. 따라서 가정에서 부모가 조금만 관심을 가진다면 인터넷중독을 예방할 수 있다. 일부 연구에 의하면 부모의 무관심이나 감독소홀도 문제가 되지만 부모가 자녀의 인터넷 사용을 지나치게 통제하거나 억제할 때 오히려 인터넷의 과다사용이 증가한다는 보고가 있다. 결과적으로 무조건 금지하고 막을 것이 아니라 청소년이 왜 인터넷을 사용하고자 하는지에 대한 바른 이해가 선행되어야 한다. 또한 인터넷설치와 같은 사소한 문제가 청소년들에게 어떤 영향을 미치는지 제대로 이해하는 것이 필요하며 특히 맞벌이 부부의 경우 부모가 부재중인 시간에 자녀들이 어떻게 지내고 있는지에 대해 관심 있게 살펴야 한다.

(2) 사회환경적 측면

① 초기 인터넷 이용 문화의 전환이 필요하다

컴퓨터 사용 혹은 인터넷 사용의 첫 경험을 게임으로 하는 우리의 문화가 대전환이 되도록 해야 한다. 컴퓨터 하면 게임, 인터넷 하면 이메일, 채팅, 게임으로 통하는 한국 웹 문화의 대전환을 이룰 수 있게 하는 대대적인 교육과 캠페인이 필요하다. 이는 달리 말해 많은 연구자들이 제시한 "Good user 지침서"가 시급히 강화되고 보급되어야 할 것이다. 즉, 인터넷 숙제, 좋은 사이트 소개해 주기, 학습 도구로서의 인터넷 사용 등을 통해 청소년에게 긍정적 전략으로 제시해야 한다.

② 인터넷 이용에 대한 교육이 이루어져야 한다

인터넷 사용에 대한 규범교육은 초등학교부터 시작되어야 한다. 인터넷 사용을 안내하는 것에 초점을 맞추고 아울러 바람직한 인터넷 사용에 관해서도 초점을 맞추어야 한다. 아이들에 대한 규범교육만큼이나 부모와 선생님에 대한 연수 및 교육도 중요하다.

③ 인터넷 사용 환경의 개선이 필요하다

-광범위한 교육과 캠페인: 인터넷 사용과 안전에 대한 교육 및 캠페인

-기술적인 해결방법: 검증되고 안정된 프로그램의 보급

-시민적 차원에서의 해결방법: 건전한 인터넷 사용을 위한 각종 협회들의 사이트 점검 및 중독성 사이트의 고발과 홍보 등

(3) 국가적 측면

① 예방시스템을 철저히 갖추어야 한다

정부가 중독증을 사회적 질병으로 인식하고 의료복지 차원에서 해결할 수 없는 현실을 감안하여 인터넷중독에 대한 예방시스템을 철저히 갖추어야 한다. 대부분의 질병이 그러하듯 사후처리보다는 사전예방이 중요하다. 사이버중독증의 해결방안 역시 같은 차원에서 이해해야 한다. 지금도 정부에서는 사이버중독증 예방에 대한 사업을 진행하고 있기는 하지만 전국적이지 못하고 수도권에 국한됐다는 점과 대외홍보에 비해 사업규모가 너무 작다는 것이 문제다. 이러한 문제가 발생하는 것은 아직까지 정부에서 사이버중독의 폐해성에 대해 심각하게 받아들이지 않기 때문이다.

② 신IT문화의 역기능에도 많은 관심을 기울여야 한다

정부는 신IT문화의 순기능뿐만 아니라 역기능에도 많은 관심을 기울여야 한다. 지금처럼 게임산업의 육성만을 고민하며 주요 사용자인 청소년층에 대한 해악을 고려하지 않는다면 상황은 점점 심각해질 것이다. 더군다나 게임으로 인해 사이버중독증에 걸리는 청소년들이 급격히 늘고 있으므로, 인터넷 게임의 발전도 중요하지만 등급제를 확실히 하는 등 청소년에게 끼치는 영향을 고려해 정책을 다양화해야 한다.

③ 홍보에도 관심을 기울여야 한다

인터넷중독이 무엇인지조차 모르는 사람이 태반이기 때문에 문제의 심각성이 제기되지 못하는 동시에 해결책도 쉽게 찾지 못하게 되는 이중의 문제가 발생하게 된다. 그러므로 지상파 방송 등을 통한 대외홍보를 통해 적극적으로 인터넷중독에 대한 문제의 심각성과 예방책 등에 대해 알려야 할 것이다.

④ 계속적인 사업개발이 중요하다

일회성에 그치는 사업보다는 영속성을 띤 사업개발에 주력해야 하며 특히, 인터넷중독에 대한 연구나 상담기법이 전무한 상태란 점에서 콘텐츠 개발과 보급에 매우 신경 써야 한다. 한편 일회성 사업으로 실적 위주의 사업을 진행하다 보니 콘텐츠를 만들 수 있는 예산과 시간이 허용되지 않는 경향이 있기 때문에 사이버중독자를 치료하는 시설이 만들어져야 되며 지역 간 차이를 줄이기 위해 지방에서도 컴퓨터를 제대로 사용할 수 있는 교육 시스템을 갖추는 데 투자해야 한다.

8. 집단따돌림

집단따돌림이란 두 명 이상이 집단을 이루어 특정인(혹은 특정집단)을 그가 소속해 있는 집단 속에서 소외시켜 구성원으로서의 역할 수행에 제약을 가하거나 인격적으로 무시 혹은 음해하는 언어적·신체적 일체의 행위라고 할 수있다. 학교 또는 그 외의 집단에서 특정한 사람을 집단적으로 괴롭히거나 따돌리는 행위인 집단따돌림은 1990년대의 세기말적 분위기에서, 극단적 경쟁에의한 인성교육의 상실로 나타난 사회적 병리현상이라 할 수 있다.

1) 집단따돌림의 실태

집단따돌림 및 학교 폭력의 실태에 대해서 조사한 한국교육개발원, 청소년대화의 광장, 청소년 폭력예방재단, 자녀 안심하고 학교보내기 운동 등의 보고에 따르면 학생 중 24.2~48%가 집단따돌림의 피해자거나 가해자였고, 따돌림을 당하는 아이들은 남학생보다는 여학생이 많고, 중학생이 초등학생과고등학생보다 많다.

또래들로부터 따돌림이나 폭력을 당한 피해자들의 일반적인 특성들을 살펴보면, 자기방어능력이 떨어지고, 유머가 없으며, 자신감과 자존감이 낮고, 비효율적으로 자기주장을 하거나 순종적이며, 자신의 소유물을 쉽게 포기하는 특성을 가지고 있다. 또한 잘난 체하고 타인을 무시하는 태도를 보이는 학생들은 비사회적이고 다른 학생들이 보기에 얄미운 행동을 하며 타인을 무시하는경향이 있기 때문에 따돌림을 당하는 경우가 많다.

이러한 성격적 특성들은 가해자들이 확실한 가해의 보상을 얻을 수 있게 해 준다. 즉, 울음·복종 같은 피해자의 행위가 가해 행동을 강화하게 된다고 한다. 청소년들의 집단따돌림의 유형에는 모함하기, 대화 거부하기, 시비 걸기, 별명 불러 놀리기, 장난을 빙자하여 괴롭히기, 구타하기 등이 포함된다. 따라서 일회적인 학교 주변 폭력과는 달리 반복적인 집단따돌림의 피해자는 그의 자신감 상실, 무력감, 수치심, 자존심 손상이 우울증과 자살로 이어질 만큼 그 문제는 심각한 수준이다.

2) 원인

(1) 사회 문화적 배경

따돌림이나 집단따돌림 현상의 배경에는 반드시 그 원인이 있기 마련이다. 이는 타인의 삶을 존중하고 타인의 행동양식이나 취향에 대해 인정하는 데 인색한 자기중심주의 문화가 일차적 원인이며, 학생들의 삶을 둘러싼 숨 막히는 교육 현실이 또 하나의 원인이다. 나만 잘살면 된다는 이기주의와 '우리만 잘되면 된다'는 식의 배타적 가족주의와 집단주의가 결국 '나'와 '우리'가 아닌, '남'이나 '다른 사람들'을 무시하고 배척하는 사고와 행동을 낳게 되었다.

물질중심의 사회는 인간의 존엄이나 인권의 중요성을 경시하는 풍조를 낳았다. 지나친 출세주의 또한 경쟁사회에서 낙오된 사람들이나 소외된 사람들에 대한 무시와 경멸의 풍조를 낳았다. 단순히 공부를 못하거나, 온순하고 착한 성품이면서도 가난하거나 외모가 떨어지는 사람들에 대해 일방적으로 무시하고 약자를 놀리고 폭행하는 교실에서의 따돌림은 바로 이러한 사회 문화적 배경이 원인이 되는 것이다.

(2) 학교 및 학업과 관련된 원인

교육 목표와 철학이 현실의 삶과는 너무나 큰 괴리가 있다는 것도 집단따돌림 현상의 배경이 되는 주요 원인의 하나로 지적되어야 할 것이다. 즉, 현실의 교육이 더불어 사는 삶을 이해하고 그 속에서 각자의 잠재된 능력을 계발하여, 어떠한 상황에 놓이더라도 당당하게 살 수 있는 곧은 가치관과 생활력을 배양하는 것과는 거리가 멀다.

교사들의 수업과 사무 부담, 늘어난 잡무도 교사들이 학생들을 이해하고 인간적인 교육을 할 수 있는 여건을 만들어 주는 데 있어서 현실적 장애이다.

(3) 가정적 요인

① 현대가정의 병리성

최근 사회문제로까지 이어지는 결손가정의 급격한 증가는 집단따돌림 현상의 한 요인이 되고 있다. 결손가정의 아이라는 이유로 따돌림의 표적이 되기도 하고, 이런 현실은 그러한 가정의 아이들을 더욱 삐뚤어지게 만든다. 한편으로는 정상적인, 건강한 가정의 아이들보다 부모의 관심과 사랑을 받지 못하고 자람으로써 공격적인 성격을 가져 따돌림의 가해자가 될 가능성도 높다. 또한 부부 사이의 모범적이지 못한 언행과 자녀학대가 따돌림의 원인을 제공하기도 한다. 부모의 잘못된 언행을 보고 자란 아이들은 학교생활에서 문제에 부딪혔을 때 그 해결방안으로 따돌림과 같은 동료 학대 행위와 폭력을 정당한 것으로 여기게 된다.

② 학부모의 인식부족

부모의 학업성적 지상주의와 가족이기주의로 아이들은 공부만 잘하면 된다는 식의 사고방식에 빠지기 쉽다. 반면에 공부에서 소외된 학생들은 반발적인 행동으로 자기보다 더 약한 친구를 따돌리는 등 비행을 별 생각 없이 저지르게 된다. 아이들은 부모의 방관 또는 무관심 속에 따돌림을 행하면서도 아무런 죄책감을 느끼지 못하며, 오히려 재미 삼아 계속해서 따돌림을 반복한다. 결국 집단따돌림(왕따)에 대한 학부모의 올바른 인식 부족이 집단따돌림 현상을 부추기는 셈이다.

③ 핵가족과 맞벌이 부부의 증가

핵가족 가정에서 자라는 아이들에게는 가족 구성원으로서의 책임과 의무, 남의 권리를 배려하는 일, 이해심 등에 대한 교육과 체험이 부족한 경우가 많다. 지나친 개인주의적 사고로 자신만을 중요한 존재로 인식하기 때문에 친구에 대한 이해가 부족한 경우도 많다. 자연 여럿이 어우러져 살아야 하는 '집단'에 잘 적응하지 못하게 된다.

요즘 학부모는 맞벌이가 많기 때문에 아이들과 함께할 시간이 줄어들면서 자녀들의 생각과 고민을 알 기회도 적어지고, 방과 후 아이들의 생활에 대한 통제도 사실상 어려워진다. 아이들이 솔직하게 스스로의 문제점을 말하지 않는 이상 '내 아이는 별 탈 없이 잘 커가고 있다'고 생각하기 쉽다.

한편 부모들은 자녀들과 많은 시간을 보내지 못한다는 미안함 때문에 자녀들에게 용돈을 많이 주기도 하는데, 이유 없는 금전적인 보상은 전혀 도움이 되지 않을뿐더러 아이들을 더 큰 문제에 빠뜨릴 수 있다.

④ 부모와 자식의 대화단절

맞벌이 부부의 증가는 자연스럽게 부모와 자식의 대화단절을 가져온다.

왕따로 지목되어 따돌림을 당하는 아이들은 돈을 빼앗기거나 맞더라도 보복이 두려워 부모나 교사에게 말을 하지 못하는 경우가 많다. 이해를 받기는커녕 오히려 꾸중만 들을지도 모른다는 걱정이 앞서기 때문에 더욱 말하기가 어렵고, 결국 아이는 가해자에게 돈을 훔쳐 바치거나 명령에 따라 다른 아이를 괴롭혀야 하는 등 오랜 시간 시달리게 된다. 따라서 아이에게서 이상 징후가 파악된다면 반드시 무슨 고민이나 어려움이 있다는 생각을 해 보아야 한다.

(4) 개인적 요인
① 과중한 스트레스
청소년들은 입시에 대한 강박관념, 외모, 스트레스, 선생님의 꾸중, 부모님의 기대 등 자신들을 압박하는 모든 것에 대해 그 어떠한 것도 해소할 만한 특별한 수단이나 시간적 여유와 공간을 가지고 있지 못하다. 또 이들은 그 강박을 해소할 만한 방법을 찾지 못한다. 스트레스를 해소할 만한 공간이나 시간, 여건 등 모든 것이 부족한 것이 현실이다.

따라서 학생들은 스트레스를 해소할 가장 손쉬운 대상으로 바로 자신의 친구를 선택하게 되며, 약한 아이를 괴롭힘으로써 스트레스를 풀고 재미까지 느끼려 하는 것이다. 자신의 스트레스를 어디에도 해소할 길이 없는 청소년들은 결국 약한 자를 괴롭히는 방법을 택하는 것이다.

② 불확실한 자아정체성
청소년기는 질풍노도의 시기라고 할 만큼 자아정체성을 형성해 가는 불안정한 시기이다. 따돌리는 아이들이나 따돌림당하는 아이들 모두 자아정체성이 불안한 시기에 놓여 있다.

따돌리는 아이들은 자신의 판단에 의해서가 아니라 집단의 판단에 쉽게 휩쓸리게 되는데 자신의 기준과 가치에 의해 친구들을 선택하지 않고 손쉽게 집단의 판단에 맡겨 버리는 것이다. 설령 자신의 기준으로 보아서는 따돌림의 대상이 아니라고 생각해도 다른 아이들 모두가 그렇게 행동한다면 자신도 쉽게 동조한다. 한편 따돌림당하는 아이도 자신에 대한 공격을 반박하거나 무시하지 못한다. 이는 따돌리는 아이들보다 힘이 약해서라기보다는 아직 자아정체성이 정립되지 못했기 때문이다.

③ 유행에 대한 과잉동조

청소년들에게 대중매체의 영향은 아주 크다. 특히 방송매체는 동시성과 대상의 광범위성으로 하여 청소년들의 사회화에 엄청난 영향을 미치고 있다. 여가 프로그램 부족으로 텔레비전 시청은 청소년들의 주요 여가생활이 되고 있다. 따라서 청소년들은 방송 프로그램의 내용에 많은 영향을 받게 되는데, 우리나라의 방송매체는 시청률 위주로 편성되어, 그 폭력성과 선정성이 지나치다.

또한 청소년들의 유행에 대한 과잉동조는 일단 따돌림 현상이 나타난 후 이것이 급속하게 청소년들 사이에 확대되는 이유를 설명해 준다. 애초에 흥미 위주의 청소년 대상 프로그램에서 소개된 집단따돌림(왕따) 현상은 얼마 지나지 않아 전국의 학생들에게 널리 퍼지게 되었다.

물론 집단따돌림 현상에 대한 보도가 이루어짐으로써 많은 사람들의 관심을 끌어내는 데는 성공했으나, 그 역기능으로 집단따돌림 현상이 청소년들 사이에 하나의 유행처럼 자리 잡게 되었다는 사실을 간과해서는 안

된다(임동한, 2000).

3) 집단따돌림의 가해학생과 피해학생

(1) 가해학생

가해학생의 정의는 친구를 따돌리는 행위를 공격적으로 하는 학생을 뜻하며, 자신과 친구들 둘 다 집단따돌림 가해 학생이라고 인식하는 학생을 말한다. 가해 학생의 특징으로서 김준호의 「청소년학교 폭력 실태와 대책」 연구를 요약해 보면 다음과 같이 기술하고 있다. 가해 학생의 성격적 특징은 지나치게 외형적이고 성취욕구가 높으며, 자기중심 사고를 하는 학생이 대부분이다. 따돌림을 가해하는 학생은 또래 집단 내에서 영향력이 있어 친구들을 많이 가지고 있고, 또래 집단 형성이 자신을 중심으로 뭉치게 하려는 원력적 성향을 가지고 있다.

또한 또래 집단 내에서 다른 친구가 자신보다 뛰어날 경우 질투심과 경계심 때문에 따돌리는 경향도 있다. 이러한 학생의 행동 특성은 상황에 대하여 임기응변이 뛰어나고 말을 잘하며 리더십이 있다. 자신에게 불리한 경우 위기를 잘 모면하며 이야기를 잘해 친구들을 주위에 몰리게 하는 힘이 있고 친구들 사이에서 항상 주도적인 역할을 하는 특성을 지니고 있다. 따돌림의 가해자를 2가지 종류로 구분할 수 있는데 일반적으로 평범한 학생과 비행행동을 보이는 학생으로 구분할 수 있다.

일반적으로 평범한 학생 중에서 따돌림의 가해자는 5~6명 정도의 소집단을 구성하고 소집단 내에서 자신의 의사대로 동조하지 않거나 자신에게 이익이 되지 않는 사람을 따돌리는 경우가 많다. 그리고 비행청소년이 가해자일 경우는 학교 내에서 자신의 힘을 과시하기 위하여 폭력을 사용하는 경우가 있으며 피해학생을 완전히 고립시키는 사례가 있다.

이러한 학생들은 가정 내에서 자녀 교육의 문제점을 지니고 있는 학생이 많다. 즉, 과잉보호, 지나친 간섭을 받았거나 부모와의 사이에서 거짓말을 잘하는 등의 학생들이며 이들의 부모 역시 이기주의자인 경우가 많고 자녀가 따돌림의 가해자임을 알면서도 이를 당연시하며 자기 자녀만을 감싸는 경우가 발견된다. 이러한 현상은 자녀의 잘못이 무엇인지 판단할 수 있는 기회마저 잃어버리는 것이며 부당한 것을 정당화하는 오류를 범하게 되며, 어른들의 잘못된 사고가 아이들에게 전이 결과를 초래하고 있다.

비행행동을 보이는 학생 중에서 가해자는 다른 사람들의 어려움이나 고통에 대해 무감각하며, 가해학생은 일종의 우월감을 가지고 있으며 자신의 콤플렉스를 타인을 가해하는 것을 통해 감추고, 만족해하는 경우가 있다. 이러한 학생은 이른바 주동자이며 보스이다. 이러한 보스에게는 이를 따르는 추종학생이 있으며 추종학생들은 보스의 보호를 받게 된다. 특히 이러한 보스들은 군중심리를 이용하여 피해자를 잘 따돌린다. 학교생활에서의 행동 특성으로 보면 교사가 불러도 의도적으로 피하며, 교사에 대한 반항과 저항하는 것이 일반 학생들이 보기에는 권위에 도전하는 용기 있는 사람으로 보이도록 하며, 화를 잘 내며, 수업 중에도 엉뚱한 질문을 하여 주위의 시선을 독점하려는 태도를 보인다. 그리고 친구들에게 돈이나 물건을 자주 빌리며, 학습활동 참여에는 매우 불성실한 행동을 보이고 있다.

(2) 피해학생

피해학생은 친구들에게 따돌림을 당하는 학생을 말하며, 자신과 친구들이 둘 다 집단따돌림의 피해학생이라고 인식하는 학생을 뜻한다. 대검찰청 '청소년 안심하고 학교 보내기'에서 이 학생들의 특성을 다음과 같이 기술하고 있다.

첫째, 사고의 측면에서 보면 자폐적 사고, 패배적 사고, 피해망상적 사고 등의 형태가 많다. 이러한 학생들은 정서불안, 무기력, 분노, 우울, 부정적 정서가 많이 나타난다. 말수가 적고, 자신의 의사를 좀처럼 표현하지 않으며, 자신감이 없고, 집단의 움직임에 뒤처지고, 흥미와 관심을 보이지 않는 경우가 많다.

둘째, 행동적인 측면에서 상황에 적절히 대응하지 못한다. 이러한 학생들은 자신의 생각과 의견을 분명하게 말하지 못하며, 태도가 모호하며, 고지식하며, 농담이 잘 통하지 않는 경우가 많다. 그리고 친구들의 공통된 관심사에 대한 대화에 끼어들지 못하는 경우가 있다. 이러한 행동들은 따돌림을 당하지 않으려고 하는 자기보호의 피해의식에서 취하는 행동인 것이다. 따돌림을 당하는 학생들은 가정적인 요인이 작용하고 있는 경우가 많다. 청소년기에 부모의 따뜻한 보살핌이 부족한 경우, 그리고 부모와의 사별, 부모의 이혼 등 심리적 상처를 받은 경우, 과잉보호나 잔소리를 많이 듣고 자란 경우 등의 학생들은 원만한 대인관계를 형성하는 데 어려움이 있다. 따돌림을 당한 후 나타나는 현상을 보면, 첫째, 가족에 대한 공격적인 행동이다. 따돌림의 가해 학생에게 직접적인 반응을 보이지 못하다가 이에 대한 화풀이로 가정의 기물을 파손하거나 자기보다 약자인 동생이나 어머니에게 폭행을 가하는 경우도 있다.

셋째, 또래 집단에 소속해 보려고 애를 쓰는 행동이다. 가정에서 부모를 속이거나 돈을 장만하여 또래들에게 환심을 사기 위해 먹을 것을 사 주거나 학용품이나 물품을 주는 행동을 보이기도 한다.

넷째, 따돌림 가해자에게 환심을 사기 위한 행동이다. 가해자의 심부름을 해 주거나, 환심을 사기 위해 가해자를 영웅시하는 태도를 보이기도 한다. 학교에서의 행동 특성을 보면, 안색이 좋지 않고, 기운이 없어 보이며, 혼자서 교실에 남아 있기를 좋아하고, 혼자서 멍하니 있는 경우가 많으며, 무엇인가 두려워하는 기색이 있고, 친구들의 심부름을 자주 하며, 쉬는 시간에 친구들과 잘 어울리지 않고, 외톨이로 지내며, 좋지 못한 말을 들어도 반항하지 않으며, 아부하듯 잘 웃으며, 소풍이나 야외 견학과 같은 단체활동을 기피하려는 행동을 보이며, 지각이 잦고, 가끔 눈물을 글썽이는 경우가 있다.

가정에서의 행동 특성을 보면, 집에 돌아온 후 피곤하다는 말을 자주 하며, 학용품이나 소지품이 자주 없어지고, 전보다 용돈을 더 달라고 떼를 쓰며, 손발에 상처가 있거나 옷이 찢어지는 경우가 자주 있으며, 냉소적이고 소심하며, 초조한 기색을 보이기도 한다. 또한 학교에 가는 것을 싫어하고, 학교를 그만두겠다는 말을 하며, 자기 방에 들어가 혼자 있기를 좋아하며, 배가 아프거나 머리가 아프다는 말을 자주 하고, 다른 아이들에게 따돌림을 당한다는 말을 자주 한다.

4) 치료

(1) 개인의 대처방안

첫째, 청소년 자신의 자기 분석력을 키운다. 따돌림당하는 청소년 자신의 의지가 가장 중요하다. 자신이 따돌림을 당하게 된 원인을 스스로 분석하는 능력을 기르도록 노력한다.

둘째, 친구들을 존중하고 배려하도록 한다. 친구들의 관심 분야에 자신도 관심을 가지고 친구들의 개성을 존중한다.

셋째, 자신의 적성에 맞는 취미나 특기 등 소질을 개발하여 자신에 대한 자부심과 긍지를 갖도록 한다.

ㅡ 피해자가 가져야 할 자세

① 무엇보다 자신의 의지가 가장 중요한 만큼 자신의 언어나 행동에 대해 원인을 분석하고 적응 능력을 기르도록 한다.

② 자신감과 자존심을 갖도록 한다.

③ 상대방(가해자)과의 인간관계를 계속 유지하고자 노력한다.

④ 자신만을 먼저 보지 말고 주변 친구들의 관심 분야에 관심을 갖고 동참하도록 노력한다.

⑤ 자신의 주장을 자신 있게 얘기할 수 있도록 발표력을 기르도록 노력한다.

⑥ 당면한 문제를 혼자서만 고민하지 말고, 부모나 학교에 해결될 수 있도록 도움을 청한다.

ㅡ 가해자가 가져야 할 자세

① '나'만의 입장에서만 생각하고 행동하지 말고, '남'의 입장에서 이해하고 생각해 보도록 한다.

② 피해자의 부정적인 측면만 보지 말고 긍정적인 측면을 보도록 한다.

③ 자신의 행동과 말에 대한 가책과 잘못의 정도를 생각한다.

④ 가해학생의 심리는 보통 피해의식에서 오는 경우가 많은 만큼 본인이 이를 직시하고 자신감을 가지도록 한다.

(2) 가정의 대처방안

첫째, 자녀에 대한 세심한 관찰이 중요하다. 자녀가 따돌림을 당하고 있는지, 자녀가 가지고 있는 문제점이 무엇인지 평소에 세심하게 관찰할 필요가 있다.

둘째, 자녀와의 솔직한 대화가 필요하다. 부모가 상담기법을 배워 자녀가 가지고 있는 문제점을 상담하고 또한 부모 자식 간의 갈등도 원만하게 해결할 수 있도록 한다.

셋째, 적절한 개입이 중요하다. 자녀가 따돌림을 당하고 있다고 했을 때 자신의 자녀만이 최고라는 생각을 버려야 하며, 부모가 나서서 문제를 해결하려고 하기보다는 자녀가 스스로 해결할 수 있도록 적절한 개입의 수준을 유지하는 것이 필요하다.

- 피해자 학생 가정에서 가져야 할 자세

① 자녀와의 솔직한 대화를 자주 마련하고, 용기와 자신감을 갖도록 격려한다.

② 자녀에 관한 관심을 가지고 객관적인 기준에서 문제를 파악해야 한다.

③ 문제 해결을 위해 가해자, 가해자 가족, 교사 등과 긴밀한 노력을 하도록 한다.

④ '내 자식만 중요하다'는 생각에서 벗어나야 한다.

- 가해자 학생 가정에서 가져야 할 자세

① 자녀의 잘못이 무엇이며 어떤 결과를 야기할 수 있는지 인식시킨다.

② 자녀의 피해의식에 대해 관심을 가지고 객관적인 기준에서 문제에 접근

하려 해야 한다.

③ 자녀의 잘못이 인정되면 떳떳하게 사과하는 자세를 갖고 이를 자녀에게 본보기가 되도록 한다.

④ '내 자식만 중요하다'는 생각에서 벗어나야 한다.

(3) 학교의 대처방안

함께 가꾸는 신나는 학교 풍토가 정착되기 위해서는 시시각각 변하는 십대들을 이해하고 새로운 비전을 제시하여 긍정적인 변화로 이끌어 내야 한다. 십대들이 급속한 변화에 능동적으로 대처하기 위해서는 인성교육의 방향도 공동체적 인성으로, 더불어 사는 사회의 교육이 절실히 필요할 때이다.

① 청소년의 갈등은 또래끼리 의논하므로 또래 상담반을 구성하여 분쟁이 발생했을 때 또래끼리 평화적으로 해결토록 유도한다.

② 청소년 갈등, 따돌림 등에 대한 포스터 대회를 개최하자. 따돌림 자체가 잘못임을 인식시키고 상대방의 입장에서 아픔과 고통을 이해시키는 계기를 마련한다. 그러나 만일 잘못 시행하면 따돌림의 현상을 심화시킬 수 있으므로 주의한다.

③ 지역사회 봉사단과 연계하여 취약시간, 취약지역을 순찰하는 등의 계획을 수립한다.

④ 따돌림의 주도아를 조속히 찾아 상담 계획을 수립한다.

⑤ 자기주장 훈련이나 친구 되기 프로그램을 운영하는 방법을 모색한다.

⑥ 역할극을 통해 상대방의 입장을 이해하는 방법을 모색한다.

⑦ 외국이나 다른 지방에서 전학 온 친구들을 배타적인 시선으로 보는 경

우가 많고 생활방식의 오해로 적응이 힘든 경우가 많다. 적응프로그램 등의 정보를 알려준다.

⑧ 수시로 설문 조사하여 사전예방에 주력한다.

⑨ 담임선생님의 의지를 분명히 밝히는 그룹들을 공개적으로 자리를 바꾸도록 해서 지켜본다.

⑩ 학년 초에 자기 짝과 도시락 먹기를 권장하고 짝의 장점 찾기를 한 달 정도 실시하여 신학기 새로운 친구 돕기를 권장해 본다.

⑪ 여러 명이 한 사람을 바보로 만들 수 있듯이 좀 부족한 친구를 여러 명이 멋쟁이로 만들 수 있는 방법을 찾아본다.

⑫ 가해자, 피해자를 함께 면담하지 말라. 이는 고자질한 결과가 되므로 더 심한 따돌림의 상처를 낳지 않도록 한다.

⑬ 낮은 지능이나 정신적인 결함이 있는 아이에게 좀 더 세심한 보살핌이 필요하다.

⑭ 담임선생님들의 바쁜 업무로 어려움이 많지만 상담 활동은 활성화해야 한다.

⑮ 따돌림은 아이들 스스로 만들어 가는 경우이므로 좋은 학급 분위기를 만들 수 있도록 한다.

⑯ 특별활동(C.A, HR.)의 시간수를 확보하여 따돌림에 대한 진지한 토론 등을 실시하여 피해자의 고통을 가해자가 느껴 볼 수 있도록 하는 등 서로 어울릴 수 있는 장의 폭을 넓게 확대한다.

⑰ 담임선생님이 왕따를 성급하게 노출하는 것은 더 심한 따돌림에 피해를 당할 수 있으므로 신중해야 한다. 따돌림에 대한 피해에 대해 이해를 시키고 우리 학급에서 절대 일어나서는 안 된다는 강력한 의지를 신학기에

미리 발표한다.

⑱ 점심시간, 쉬는 시간, 직원조회 시간, 방과 후에도 교실과 취약지구를 순찰할 수 있는 제도적인 장치가 필요하다.

⑲ 선생님과 교권단체는 스승답기 위한 전문성의 고유 의지에 대한 자구책과 함께 교권 회복을 위한 노력도 필요하며 가장 먼저 학생과 학부모로부터 신뢰와 믿음을 갖도록 노력을 해야 한다.

(4) 사회의 대처방안

① 매스컴에서 따돌림문제를 다룰 때에는 주의를 요한다. 따돌림 문제를 무분별하게 보도하고, 오락 프로그램을 통해 희화함으로써 청소년들이 이를 흉내 내게 하는 우를 범해서는 안 된다. 오히려 매스컴이 따돌림문제의 해결에 앞장서야 할 것이다.

② 전문상담활동의 내실화가 필요하다. 청소년상담실에서는 따돌림과 관련한 여러 가지 상담기법 및 프로그램을 개발하여 피해학생 및 가해학생에게 적절한 처우가 이루어지도록 해야 한다.

③ 기성세대의 인식전환이 필요하다. 청소년 간의 집단따돌림은 타인을 배려하지 않는 자기중심적인 사회풍조와 인간 상호 간의 연대감 약화 등 우리 사회의 기성세대가 안고 있는 문제점의 반영일 것이다. 따라서 청소년들의 따돌림 문제를 해결하기 위해서는 이에 대한 기성세대의 문제의식과 관심이 무엇보다 중요하다.

④ 집단따돌림의 원인이 학교에 집중되어 있다고 하더라도 지역사회 차원에서 문제를 풀어 나가야 한다.

9. 성정체감장애

성정체감장애란 자신의 생물학적 성과 성적 역할에 대해 지속적으로 불편을 느끼는 경우를 말한다. 그래서 대개 다른 성이 되기 위해 성전환수술을 하거나 호르몬 치료를 한다. DSM-Ⅳ에서는 소아기 심리성적 정체성 장애, 청소년 및 성인 심리성적 정체성 장애 및 기타 심리성적 정체성 장애로 구분한다.

1) 원인

원인으로는 사회심리학적 이론과 정신분석학적인 이론이 있다. 사회심리학적 이론은 양육할 때 어떠한 성으로 자라는가에 따라서 문제가 생긴 경우, 어린이의 기질, 부모의 태도, 양육 방법, 부모와의 부정적 관계가 있는 경우로 설명한다. 정신분석학적 이론은 성장과정 중 남근기에 고착되어 이성의 부모를 과잉으로 동일시하는 경우, 성적 학대를 당한 경험이 있는 경우로 설명한다. 프로이트는 성장과정 중 오이디푸스 콤플렉스가 주가 되는 남근기 상태에 고착된 현상, 즉 이성의 부모를 과도히 동일시하면 이후 정신성적 정체성 장애가 생긴다는 것이다.

2) 진단 요소

DSM-Ⅳ 기준으로 보면 성정체감장애의 진단을 내리기 위한 필수적으로 요구되는 두 가지 요소가 있다. 첫째, 반대의 성에 대한 강하고 지속적인 동일시인데, 이는 반복적으로 반대의 성이 되기를 소망한다는 증거가 있어야 하며,

개인이 다른 성에 속한다고 주장하는 증거가 있어야 하며, 단순히 반대의 성이 된다면 얻게 될 문화적 이득을 갈망하는 정도여서는 안 된다. 둘째, 자신의 성에 지속적인 불편감을 느끼거나 성 역할에 대한 부적절감을 느끼는 증거가 있어야 함이다. 이로 인하여 임상적으로 심각한 고통이나 사회적, 직업적, 중요한 기능 영역에서 장애를 겪어야 한다고 말하고 있다.

3) 성정체감장애의 유형

(1) 발달 단계별 성정체감장애

소아의 경우에는 반대 성에 대한 관심과 활동은 대개 2~4세 때 시작된다. 소아의 경우 다음의 사항 중 4가지 이상의 양상이 나타나는 경우에 성정체감장애가 있는 것으로 진단할 수 있다.

① 반복적으로 반대 성이 되기를 소망한다.
② 남아는 옷 바꿔 입기 또는 여성 복장 흉내 내기를 좋아한다. 여아는 인습적인 남성 복장만을 고집한다.
③ 놀이에서 강력하고 지속적인 반대 성 역할에 대한 선호 또는 반대 성이라고 믿는 지속적인 환상을 가지고 있다.
④ 반대 성의 인습적인 놀이와 오락에 참여하기를 간절히 소망한다.
⑤ 반대 성의 놀이 친구에 대한 강한 편애가 나타난다.
⑥ 자신의 성에 대한 지속적인 불쾌감 또는 자신의 성 역할에 대한 부적절한 느낌이 있다.

청소년과 성인의 경우에는 반대 성이 되고 싶다는 욕구의 표현, 빈번히 반대 성으로 행세하거나 반대 성으로 살거나 취급받고자 하는 소망이 있으며 반대 성의 전형적인 느낌과 반응을 자신이 갖고 있다고 확신하는 등의 증세가 나타난다. 남아의 경우 자신의 음경 또는 고환을 혐오하거나 그것이 사라질 것이라는 주장, 난폭하고 거친 놀이에 대한 혐오, 전형적인 남아 전용의 장난감·오락·활동을 거부하는 등의 증세가 나타난다. 여아의 경우에는 앉은 자세에서 소변보기를 거부하고, 음경이 있다거나 갖게 될 것이라고 주장, 유방이 커지고 월경을 원하지 않으며, 일상적인 여성 복장에 대한 강한 혐오감 등의 증세가 나타난다.

(2) 기타 성정체감장애

① 성전환증

타고난 해부학적인 성에 대하여 항상 불편함을 느끼고 자신의 성이 부적당한 것으로 생각하는 증세이다. 반대 성의 옷을 즐겨 입고, 자신의 생식기를 없애거나 반대의 성으로 살아가고 싶어한다. 현재의 성으로 살아가는 것에 절망감을 느끼며 우울을 경험하게 되고, 우울감이 심할 경우 자살을 시도하기도 한다.

② 양성적 장애

선천적으로나 생리적으로 다른 성의 특징을 가짐으로 해서 생기는 여러 가지 종류의 장애이다. 예를 들면 터너증후군, 클라인펠터증후군 등이 있다.

4) 치료

성정체감장애에 대한 치료는 그 목표와 방법에 있어서 매우 복잡한 문제가 관여된다. 우선 성정체감장애를 지닌 사람들은 대부분 반대 성에 대한 동일시가 확고하여 강력하게 성전환수술을 원한다. 성정체감장애 환자에게는 성전환수술이 주요한 치료방법이 된다. 그러나 성전환수술은 두 번 할 수 없는 것이므로 수술 전에 신중하게 선택하도록 해야 한다. 성전환수술을 받는 사람들의 70~80%는 수술 후의 생활에 만족하는 반면, 약 2%가 수술 후의 후유증으로 자살한다는 보고가 있다. 심리치료는 성정체성 장애에 수반되는 우울이나 불안 등의 심리적 문제를 다루어 주는 것 외에는 이 장애에 한계가 있는 것으로 알려져 있다.

10. 물질 관련 장애

물질 관련 장애(Substance Related Disorder)는 알코올을 포함한 남용 약물의 섭취와 관련하는 장애, 투약의 부작용과 관련되는 장애, 독소노출과 관련되는 장애 모두를 포함한다. 여기서 사용되는 물질은 남용약물, 처방약물, 독소를 지칭하는데, 그중에서 대표적인 물질은 알코올이다. 1994년에 소개된 DSM-Ⅳ에서는 항정신성 물질사용 장애라는 용어를 물질 관련 장애로 분류하고 이를 물질사용 장애와 물질유도성 장애의 범주로 분류하였다.

물질사용 장애는 물질의존과 물질남용으로 구분되고 물질유도성 장애는 물질중독과 물질금단, 물질로 유발된 섬망, 지속적 기억상실장애, 정신증적 장애, 기분장애, 불안장애, 성기능장애, 수면장애가 포함되어 있다.

1) 원인

현재까지의 연구에 의하면 인지적 요인, 태도적 요인, 사회적 요인, 성격적 요인, 약물학적 요인, 발달학적 요인들 간의 복잡한 상호작용에 의해 일어나는 것으로 알려지고 있다.

(1) 생물학적 요소

약물중독으로 발전할 개연성은 부분적으로 생물학적 요소들에 의해 결정된다. 육체는 물질로 구성되어 있기 때문에 특정 물질을 선호하는 경향이 있다. 따라서 물질이 불균형하거나 어떤 물질이 많다면 감정과 행위에 영향을 줄것이다. 생물학적 요소에는 유전적 요소, 신경학적인 요소, 특이한 생리학적 요소 등이 있다.

① 유전적 요소

가족 연구, 쌍둥이 연구를 통해 알코올중독의 경우 유전적 요소가 크게 작용하고 있음이 밝혀지고 있으나 약물남용의 경우는 술중독에 비해 가설의 단계에 있다. 그러나 많은 임상경험을 통해 약물남용의 경우에도 유전적 요소가 크게 작용하고 있는 것으로 점차 밝혀지고 있다.

② 신경학적 요소

뇌에서 신경메시지가 전달되는 과정은 전자화학적 과정으로, 뇌에 들어간 약물은 이 과정을 쉽게 방해할 수 있다. 약물남용자가 경험하는 뇌의 화학물질 이상(異常)의 정도는 사용한 약물의 유형과 양 및 빈도 그리고 개개인의 신경물질 구성에 따라 다르게 나타날 수 있다.

(2) 심리적 요소

정신분석학에 따르면, 인간은 주위환경과 상호 작용하는 과정 속에서 일련의 발달 단계를 통하여 인성을 조직하고 발전시킨다. 인간은 태어나면서부터 거의 무의식적이고 비합리적인 욕구충족을 향하는 대부분 무의식적이고 비합리적인 충동에 의해서 압력을 받는다. 이러한 무의식적 충동은 성장함에 따라 사회화되며, 단계별로 충족되거나 통제되어야 할 욕구가 있는데 그 욕구를 불충분하게 충족하였거나 통제하지 못한 사람들은 약물을 남용할 가능성이 높아지게 된다. Rado는 약물남용은 정신성적 이론에 비추어 약리학적 극치감 또는 구순적 색정의 표현으로 그리고 우울증이 그 핵심이라고 보았다.

Glover는 약물남용 특히 알코올중독을 구순기나 항문기에 양심이 원시적이며, 자기애적 자아형태로 쉽게 퇴행하는 경향을 낳게 한 결과라고 하였다. 또한 Glover는 대상관계이론에 비추어 약물남용은 외부에 사랑의 대상이 필요하나, 이를 실제적으로 가질 수 없을 때 이를 약물로 상징적으로 형상화하여 섭취한다고 하였다.

Mirin은 중독성 성격을 말하면서 이는 지나친 욕구, 조작성, 좌절을 참지 못함 등이 특징이라 하였다. 최근의 약물남용에 대한 정신 역동적 연구는 자아기능과 방어기제에서의 문제에 초점을 맞추고 있다. 즉, 정동의 기능장애, 대상관계, 병적 자기애 등에 대해 논의되고 있다. 남용자는 분화, 탈신체화, 감성의 언어적 표현의 정상적인 발달이 이루어지지 않고 있으며 약물이 고통스러운 경험에 대한 방패막이가 되고 있다는 것이다.

크리스탈(Krystal) 등은 약물이 전이대상이 되고 이에 대해 양가적 감정을 갖게 된다고 하며, 결국 통제 가능하고 입수 가능한 사랑의 대상에 대한 불완전한 갈구가 남용의 핵심이라는 것이다. 웜서(Warmser)는 자기애적 위기에 의한 분노, 수치, 자포자기감 등 자기애의 손상에 대한 조처로서 약물을 사용한다고 하였다.

(3) 사회적 요소

약물남용행위는 성격상 상호 연관된 복합적인 사회적 변수들에 영향을 받는 복합적인 사회적 행위이다. 이것을 설명하기 위해 많은 이론 중 사회적 학습이론에 따르면, 약물남용의 빈도가 증가하는 조건으로

－약물사용 역할모델에 더 크게 노출될 때
－약물을 사용하는 또래 집단과 성인과 더 많이 교제할 때
－긍정적인 보상은 더 많은 반면 부정적인 반작용이나 처벌은 더 적을 때
－약물사용에 대해 중립적이거나 부정적인 정의를 하기보다 긍정적인 정의를 할 때 약물을 사용할 가능성은 더 높아진다고 할 수 있다.

또한 준거집단이론에 따르면, 약물남용은 또래 집단이 구성원에게 미치는 영향력의 결과로서 발생한다는 것이다. 곧 준거집단의 영향력은 또래 집단압력에 대한 순응을 포함하는데 그 내용은 약물사용기술의 학습, 약물효과를 즐기는 방법의 학습, 그리고 이러한 약물효과를 즐거운 것으로 규정하거나 사회적 모형 혹은 모방의 전형적인 예로서 제시한다.

① 가정과 가족

약물남용은 한 사람으로 시작되는 것이지만 가족구성원 전체에 심각한 영향을 준다. 가족구성원 간의 좋지 않은 관계, 부부간 혹은 부모자식 간의 갈등, 부모의 무관심, 이혼 등으로 인한 가정파괴 등 가정이 제 역할을 수행하지 못하고 가족구성원 간에 불만과 걱정, 두려움, 혹은 적대감까지 갖게 되면 청소년들은 점점 더 많은 시간을 집 밖에서 보내게 된다. 결국 청소년들은 외부 환경의 자극에 아무런 준비도 없이 노출된 상태에서 약물남용을 목격하게 되고 그것을 배우게 된다. 또한 부모의 모습은 영향력 있는 모델이 되어 청소년들은 그들의 행동모형을 부모들과 동일한 형태 안에서 구한다.

② 동료압력과 집단가입

사람은 사회적 행동을 배우고 수용하는 방법으로 집단에 참가하고 동료들의 행동에 대처하는데, 동료집단의 압력은 개인의 행동에 명백한 영향을 미친다. 약물남용이 보편화된 환경에서 생활하는 청소년들은 약물남용이 여러 나쁜 행동 중의 하나에 불과하며, 약물남용이 일반 청소년 사이에서도 보편적으로 일어나고 있는 일인 것처럼 인식함으로써 자신의 약물남용 행위에 대한 죄의식을 약화시킨다.

③ 학교생활

학교생활에 만족하고 있는지, 학교에서 어떤 친구들과 어울리고 있는지에 따라 약물남용 여부가 결정될 수 있다.

(4) 동기

① 모델링

청소년기에는 존경하는 사람을 닮아 가려는 강력한 욕구가 있는데, 자신이 존경하는 선배, 혹은 연예인 등이 약물과 관련되어 있다면 따라 할 가능성이 높다.

② 현실도피

문제를 직면하여 해결하기보다는 다른 방법을 통해 정서적인 긴장 불안 우울 권태 외로움 등의 상황에서 회피하려 할 때 약물은 하나의 좋은 도피 수단이 된다. 도피성 심리가 반복될수록 문제를 해결하는 능력은 더욱 떨어지게 되고, 세월이 가면 갈수록 도피심리가 더욱 심해져 심각한 약물중독으로 진행될 수 있다.

③ 모험 추구형

평소 과잉보호적인 환경에서 자라나면서 정상적인 모험을 경험하지 못한 청소년은 약물을 통해 모험을 경험하고자 한다.

④ 평화 추구형

짧은 인생 동안 많은 갈등을 겪어 온 청소년들은 평소 마음이 항상 갈등 속에 머물러 있기 때문에 마음의 평화에 대한 열망이 대단하다. 이를 현실적으로는 이룰 수 없다는 것을 깨닫고(좌절감, 공포) 그 대신 약물을 복용함으로써 마음의 평화를 느끼고자 한다.

⑤ 교우관계 추구형

집단 내의 동지애적 감정을 증가시키고 서로의 좋은 느낌에 대한 갈망이나 욕구 등을 충족시키는 수단으로 약물을 사용한다. 즉, 약물남용은 집단 원 간에 훨씬 더 많은 것을 공유할 수 있는 개방된 분위기를 창조하도록 돕는다.

⑥ 힘 추구형

모든 사람들이 인생을 살아가는 과정에서 상당한 힘을 발휘하고 싶은 욕망을 가지고 있으나, 정당한 노력을 통해 힘을 얻는 것은 보통 어려운 일이 아니다. 약물은 어떤 경우 이들에게 강력한 힘을 가진 것 같은 착각을 제공해 주게 된다.

⑦ 미적 감각 추구형

대부분의 사람들은 미적 감각을 추구하는 경향이 있다. 이를 느끼기 위해 가끔 약물을 사용하게 되며, 긍정적 결과를 얻게 되면 약물에 지속적으로 의지하게 된다.

⑧ 성적 동반자 추구형

자신이 사귀고 싶은 대상에게 용기를 내어 다가갈 수 없다고 느낄 때, 이를 현실이 아닌 약물 세계에서나마 대리로 만족을 추구한다. 억압된 성적 욕구뿐 아니라 공격적, 자기 충동적, 성취적 욕구의 좌절 등이 있을 때 유사한 행동을 취할 수 있다.

⑨ 자기 인식의 초월

어떤 사람들의 경우 영적인 각성이나 종교적인 의식을 고양시키기 위해 약물을 남용한다. 약물을 남용하면 일어나는 인지변화를 영적인 상태를 체험하는 것으로 믿기 때문이다.

2) 치료

(1) 치료 시 주의사항

① 입원치료 후의 통원치료가 성공의 열쇠이다.

② 부모에 대한 교육이 필수적이다.

③ 약물남용 치료의 목표는 다음과 같다.

　-약물에만 문제가 있는 것이 아니라 약물을 남용하는 사람의 문제라는 것을 인식시킨다.

　-정직과 도덕감, 책임감을 갖도록 돕는다.

　-부정적 사고와 감정, 행동을 긍정적으로 바꾸어 주어야 한다.

　-이중적 진단에 대한 치료가 선행되어야 한다.

④ 재발을 두려워하지 말아야 한다.

⑤ 가족이나 주변 사람들의 믿음이 중요하다.

(2) 단계별 치료

① 가끔 복용 단계(Experimental use stage)

이 시기에는 약물에 의한 쾌감을 알게 되고, 그로 인한 재미를 반복해서 갖기를 원하는 단계이다. 남용되는 약물을 이들에게서 차단하는 동시에, 청소년의 자아 계발, 자제력의 강화, 가족이나 친구관계의 개선 등을 목표로 개인 및 가족 상담이 필요하고 때로는 집단 상담이 필요하다. 대개 약물복용을 함께했던 친구들로부터 떼어 놓고 치료하려 노력하는 수가 많은데 오히려 집단 상담을 통해 그들을 함께 치료하는 것이 효과적인 경우가 많다. 이들은 대개 그룹의 영향이 매우 크기 때문에 이를 이용하는 것이 낫다. 청소년들이 약물을 복용하게 되면 외모가 변하고, 쉽게 화를 내거나 공격적 행동을 하는 등 행동이나 태도의 변화가 생긴다. 또한 기분도 변화되어 어떤 때는 의기양양 들떠 보이다가도 어느 때는 우울하고 의욕을 잃고 있기도 한다. 이때는 대개 약물복용을 하지 않고 있을 때이다. 자연히 학업에 대한 관심이 떨어지면서 성적이 저하되고, 결석이나 조퇴 등이 나타난다. 심한 경우에는 불량학생들과 어울리기도 하고, 때로는 약물구입을 위한 도벽도 나타난다.

② 상습 복용 및 중독 단계(Regular use & Addiction stage)

이 단계에 이르면 약물에 대한 내성(tolerance)이 생기고, 약물을 복용하지 않으면 자신을 감당할 수 없는 신체적·정신적 의존(dependency)이 생긴 단계이다. 우선은 약물을 끊고, 안정된 상태를 유지하도록 치료해야 한다. 이때는 대개 일시적인 입원이나 격리를 필요로 하기도 한다. 적극적인 치료에도 불구하고 재발의 가능성은 매우 높기 때문에 가끔 복용 단계보다도 더욱 장기적이고 보다 적극적인 개입이 필요하다.

(3) 상담이론에 근거한 치료

① 정신역동치료

물질남용의 발생에 성격장애와 우울증이 관여한다고 본다. 성격장애가 있는 환자는 없는 환자보다 더 우울해하고 충동적이며 더 고립되고 자신의 인생에 대하여 만족하지 못하는 경향이 있다.

많은 물질남용 환자에서 나타나는 감정표현 불능증이다. 이들 환자의 대부분은 자신의 내적 감정 상태를 명확히 인식하거나 확인하지 못한다. 따라서 치료 초기에는 많은 교육적 노력이 있어야 하며 치료자는 환자의 불쾌한 감정이 어떻게 물질남용이라는 행동으로 표현되었는가를 우선적으로 설명해 주어야 한다. 이 환자들은 자신의 감정을 억제하고 참아내도록 도움을 받아야 하며 그렇게 하여 자신의 내적 감정 상태를 물질 사용 같은 행동으로 나타내는 대신 언어로 설명해야 한다.

* 물질의존을 극복하는 4가지 필수요소를 갖춘 프로그램(Treece & Khantzian, 1986)
  - 환자의 신념을 대신할 수 있는 새로운 신념체계, 어떤 한 인물이나 종교 단체에 대한 약간의 의존 등 물질의존을 대신할 수 있는 대체물을 제공한다.
  - 적절한 항정신약물이나 정신치료 등을 사용하여 물질의존에 동반되는 정신과 질환을 적절히 치료한다.
  - 심리적 성장을 하는 동안 길항제를 사용하거나 소변검사, 보호관찰, 외부적 지지조직의 가동 등을 통하여 금단을 강행한다.
  - 신치료를 통하여 성장과 구조적 인격변화를 증진시킨다.

* 표현적인 치료방법(Wurmser, 1987b)

물질사용에 대하여 절대로 환자를 처벌하거나 야단을 쳐서는 안 된다고 주장하였다. 매우 심한 신경증환자를 다루는 것과 같이 환자에게 가해지는 초자아의 압력을 이해하는 것이 더 적절한 치료자의 역할이며 치료자는 물질남용 자체에 초점을 두지 말고 오히려 그 행동의 밑에 흐르고 있는 문제들을 보아야 한다.

② 인지행동치료

개인들이 물질에 대한 심리적 의존과 중독이 발생하는 과정을 살펴보면, 여러 가지의 역기능적이고 비합리적인 신념들과 사회적인 강화 및 부정적인 자기강화에 의해 행동이 유지된다.

* 인지적 개입을 위해 필요한 단계

－첫 번째 단계: 환자가 자신의 문제를 인식하는 것으로 자신의 과거 행동을 검토하는 것으로 시작된다. 가능한 인지행동적인 치료도 물질에 노출되지 않는 환경하에서 이루어져야 하며 직장·학교·가정으로부터 환자를 격리할 필요도 있다. 인식 단계 동안에 환자가 솔직하지 못하고 자신의 문제를 부정하거나 합리화하려 한다면 이에 대해서는 직면시키도록 해야 한다. 격려, 감정(열등감·분노·좌절·외로움) 표현, 지지가 필요하다.

－두 번째 단계: 치료를 통해서 성취하고 싶은 목표를 정하고 그 목표를 달성하기 위한 실행서약을 맺는 것이다. 여기서 중요한 사항은 환자가 문서화된 계약을 실천할 의지가 분명히 있는가 하는 것이다. 앞으로 화

가 날 때, 외로울 때, 울적할 때의 감정을 어떻게 다루며 주변의 유혹으로부터 어떻게 대처할지에 대해 구체적으로 다루어 실행서약을 맺도록 돕는다.

-세 번째 단계: 치료의 핵심이 되는 역기능적 사고를 인식하고 바꾸어 나가는 단계이다.

* 합리적·비합리적 사고인지를 평가하기 위한 기본 틀의 5가지 기준 (Maultsby, 1975)

-객관적인 현실에 근거해야 한다.

-나의 삶을 보호할 수 있어야 한다.

-단기 및 장기적인 목표를 지향하는 것이어야 한다.

-내가 필요한 방식으로 느끼고 행동하도록 이끌어야 한다.

-다른 사람들과 문제를 일으키지 않도록 해야 한다.

* 비합리적인 사고

-절대적: 극단적으로 세상을 본다. 예컨대 "내가 하는 일은 항상 이 모양이다.", "그는 올바른 일을 결코 하지 않는 사람이다."

-…해야만 한다: 세상 사람들이나 자신이 …해야만 한다고 요구한다. 예컨대 "세상은 공정해야 한다.", "나는 실수를 해서는 안 된다.", "선생님이라면 그같이 해서는 안 된다."

-끔찍하고 비참하다: 삶의 경험을 끔찍하거나 비참하게 본다. 예컨대 "만약 내가 단장을 맡지 못한다면 정말 비참하다.", "만약 내 노력이 허사가 된다면 비참하다."

－할 수 없다: 하기가 두렵거나 단지 하기가 싫기 때문에 어떤 일을 하지 않기로 결정한 다음 할 수가 없었다고 자신을 정당화한다. "나는 현재의 방식대로는 할 수 없다.", "나는 이혼할 수 없다.", "이 일은 다시 도전할 수 없다."

－보편성의 남용: 모호하고 애매하게 자신의 생각이 어떤지를 확실히 전달하지 않는 표현을 사용한다. "나는 고통받고 싶지 않다.", "나는 단지 자유롭기를 바랄 뿐이다."

이와 같은 불합리적 사고들은 환자 자신을 불쾌한 감정에 사로잡히게 한다. 결국 환자들은 이 같은 감정을 해결하기 위해 물질을 사용하게 되기 때문에 이런 사고는 객관적으로 검토하고 도전하여 수정하는 작업이 필요하다. 위에 기술한 사고들을 합리적 사고의 5가지 기준에 입각하여 검토함으로써 좀 더 유연하고 다른 대안을 생각해 볼 수 있게 된다면 물질로부터 점차 해방되는 데 도움이 된다.

③ 자기 사랑하기 프로그램
자기 탐색, 나의 성격, 긍정적 사고 훈련, 긍정적 행동탐색, 칭찬하기, 용서하고 감사하기, 나의 바람과 욕구 등 자신을 사랑하는 것을 배워 나간다.

④ 기타
음악치료, 미술치료, 운동치료, 원예치료 등의 심리치료 요법 등이 사용된다.

(4) 약물남용 청소년 재활 시 고려해야 할 것

① 이중진단의 문제

약물남용과 정신질환이 동반되는 경우에는, 정신약물교육모임, 가족치료
모임, 집단정신치료모임 등이 추가되고, 정신질환에 대한 약물치료와 약물
의 부작용, 정신질환의 재발에 대한 문제도 다루어져야 한다.

② 자살방지의 문제

청소년약물중독자들의 자살 시도나 비율이 상당히 높고 특히 회복과정 중
에 자신의 현실에 대한 극도의 좌절, 혐오감, 수치심 등으로 충동적 시도들
이 많다. 따라서 재활 프로그램 중 자살 예방프로그램들이 함께 운영되어
야 한다.

③ 가족 개입의 문제

공동의존이나 협력자(enabler) 같은 역기능적인 가족체계는 효과적인 재활
에 중요한 장애가 된다. 많은 부모들이나 가족들이 무엇을 해야 할지, 어
떠한 도움을 주어야 할지, 자신들의 책임수준이 어디까지인지 매우 혼란스
러워한다. 많은 가족들은 무능력감에 시달리며, 분노, 우울증, 불안 등을
경험하면서 자녀들의 회복과정에 소외된 외부인으로 느낀다. 특히 이들은
지역사회가 자신들에게 적대적이라고 느끼고 자녀의 약물중독에 대한 비난
을 두려워한다. 그 결과 회복과정 중에 나타나는 자녀들의 스트레스를 경
감시키거나 문제예방에 소극적이다. 가족은 가장 중요한 재활 자원이며 강
화되어야 할 체계이다. 재활과정에서는 가정 내 역기능적 의사소통, 폭력
및 심리 사회적 손상 등을 전문적으로 다루어 주어야 하며, 지역사회 내 자

조모임이나 사회지지체계에 연결시키는 것이 절대적으로 필요하다.

④ 지역사회 개입의 문제

재발률이 높은 특성을 가진 약물중독자가 지역사회에서 생활할 때 모든 서비스들은 지역사회를 중심으로 하는 것이어야 하며 이들 개개인의 개별적인 욕구 수준에 맞게 기획되어야 한다. 회복은 역동적인 과정이다. 많은 약물중독 청소년들은 자신의 성장과 상황에 대한 우려와 고민을 가지고 있다. 지역사회에서는 직업 및 학업 관련 서비스, 의료 및 정신보건서비스, 상담서비스, 가족 상담서비스, 약물중독에 대한 지역사회 교육 및 홍보서비스 등이 필수적으로 제공되어야 한다.

11. 섭식장애

섭식장애에는 신경성 식욕부진증(Anorexia nervosa-음식섭취를 거부한다는 의미에서 거식증이라고도 한다.)과 신경성 폭식증(Bulimia nervosa)이 있다.

신경성 식욕부진증은 체중 증가와 비만에 대한 극심한 두려움을 지니고 있어서 음식섭취를 현저하게 감소시키거나 거부함으로써 체중이 비정상적으로 저하되는 경우를 말한다. 최저 정상체중보다 적어도 15% 이상의 체중감소가 나타나는 경우를 신경성 식욕부진증이라고 하며 DSM-Ⅳ의 진단 기준에 따르면 연령과 신장에 비하여 체중을 최소한의 정상 수준이나 그 이상으로 유지하기를 거부하고 저체중임에도 불구하고 체중증가와 비만에 대한 극심한 두려움을 느끼며 체중과 체형에 체험되는 방식이 왜곡되어 있고 체중과 체형이 자기평가에 지나친 영향을 미치며 현재 나타나고 있는 체중미달의 심각성을 부정하며, 또 월경이 시작된 여성에 한해서 무월경이 3회 이상 연속 월경주기가 없는 경우라고 한다. 또한 폭식증은 짧은 시간 내에 많은 양을 먹는 폭식행동과 이로 인한 체중 증가를 염려해 구토 등의 보상행동이 반복되는 경우를 말하며 이때에는 음식섭취량을 스스로 조절할 수 없게 된다.

DSM-Ⅳ의 기준에 따르면 폭식행동이 나타나고 스스로 구토 또는 설사약, 이뇨제, 관장약 등 약물의 남용과 금식과 과도한 운동과 같이 체중 증가를 억제하는 행동이 반복적이고 부적절한 행동으로 나타나며 폭식행동과 부적절한 보상행동 모두 평균적으로 적어도 1주일에 2회 이상 3개월 동안 일어나야 한다. 또 이로 인해 우울증상이 동반되고 주로 밤에 혼자 있을 때, 집에 있을 때, 우울하거나 스트레스를 받을 때 자주 일어나며 반복적인 구토로 인한 치아손상, 불규칙한 월경이나 무월경 증상이 나타난다. 이뇨제의 만성적 사용으로 수분 전해질 장애로 치명적인 합병증을 유발할 수 있다. 또한 유병률은 청소년과 젊은 여성에게 빈번하며 90%가 여성이다.

일반적으로 청소년기 또는 초기 성인에서 시작되며 고도로 산업화된 나라에서 더 흔하게 발병한다.

1) 진단 기준

(1) 거식증의 진단 기준(DSM-Ⅳ)
  ① 연령과 키에 비하여 최소한의 정상 수준 이상으로 체중을 유지하기를 거부한다.

② 체중 미달임에도 불구하고 체중 증가와 살이 찌는 것에 대해 심한 공포가 있다.

③ 체중과 체형이 체험되는 방식이 왜곡되고, 체중과 체형이 자기평가에 지나친 영향을 미치며, 현재의 낮은 체중의 심각함을 부정한다.

④ 이미 월경이 시작된 여성이 적어도 3회 동안 연속적으로 월경주기가 없는 무월경증을 보인다(월경주기가 에스트로겐과 같은 호르몬 투여 후에만 나타날 경우도 무월경으로 간주한다).

(2) 폭식증의 진단 기준(DSM-Ⅳ)

아래와 같은 폭식 에피소드의 특징을 반복하는 경우 폭식증으로 진단한다.

① 일정한 시간 동안(예: 2시간 이내) 대부분의 사람들이 유사한 상황에서 동일한 시간 동안 먹는 것보다 확연히 많이 먹는다.

② 에피소드 동안 과식을 조절하는 감각이 부족하다(예: 먹는 것을 멈출 수 없으며, 무엇을 또는 얼마나 많이 먹어야 할 것인지를 조절할 수 없다는 느낌).

③ 체중이 늘어나지 않도록 하기 위해 스스로 토하기, 설사약, 이뇨제, 관장약 등 기타 약물의 남용, 굶거나 과도한 운동과 같은 부적절한 보상행동을 반복해서 한다.

④ 폭식과 부적절한 보상행동이 최소한 주 2회씩 3개월 동안 일어난다.

⑤ 체형과 체중에 따라 자기평가가 과도하게 영향을 받는다.

⑥ 이 장애가 거식증 에피소드 동안에만 발생되는 것은 아니다.

2) 원인

섭식장애의 원인을 단정적으로 말할 수는 없지만 생물학적·심리적 조합과 사회적 요인이 중요하다는 것은 널리 받아들여지고 있다.

첫째, 많은 요인들이 넓게는 신경성 식욕 거식증 질병 소질을 가진 개인의 성격과 상관되어 있다. 브루크(Bruch)와 크리스프(Crisp) 둘 모두는 환자들의 성격 중에서 고분고분함, 완벽주의자 그리고 의존적인 본성을 강조한다.

그러나 가핀켈(Garfinkel)과 가너(Garner)에 따르면 그러한 유의미하고 넓은 범위의 신체적·심리적 반사를 가진 장애에서 이전의 병적인 성격 특성에 대해 의미 있는 결론을 이끌어 내는 것은 어려운 일이다.

둘째, 섭식장애는 유전이라는 주장이다. 섭식장애를 겪는 부모님의 친족에게 있어서의 이 장애의 발병은 일반 비율보다 유의미하게 높다는 것이 발견되었다.

셋째, 가족 집단 결과는 섭식장애에서의 가족의 영향에 의한 것도 있다고 본다. 스트로버(Strober)와 힘퍼리(Himphrey)에 의한 연구에 의하면 섭식장애 환자의 엄마는 특히 강제적이고, 과잉보호적이며, 근심이 많고, 완벽주의적인 것으로 묘사되었고, 그의 아빠는 비관적이고, 강박관념에 사로잡혀 있고, 무능력한 것으로, 묘사되었다.

그러나 이러한 생각은 경험적인 기초와는 거의 상관이 없는데, 왜냐하면 이러한 특성이 섭식장애를 가진 자의 부모에게만 특정하게 보이는 것이 아니기 때문이다. 사실 섭식장애 환자의 부모 중에서 아무 증상이 없는 사람도 있다.

넷째, 섭식장애 환자 중에서 기분 장애를 겪는 가족이 있는 것도 일반적이다. 따라서 신경성 식욕 거식증 환자의 친척 중에서 정동 장애의 비율은 우울증 환자의 친척 중에서 높다고 할 수 있다.

다섯째, 섭식장애는 날씬한 몸매가 높은 가치를 갖는 사회의 하위 집단에서 특히 많이 발생한다는 주장이다. 다른 관련된 증거들과 함께 이러한 관찰은 섭식장애의 원인에 있어서 사회적 압력의 역할에 대한 상당한 고찰을 하게 한다. 사실 날씬한 여성의 몸매를 선호하는 것으로 사회적인 선호도가 이동하는 것은 많은 젊은 여성들을 다이어트를 하게 이끌고, 그에 따라 신경성 식욕 거식증이 증가한다는 주장은 상당히 설득력이 있다. 그러나 이러한 설명이 완벽한 것은 아니다. 날씬하기 위해 다이어트를 하는 모든 무용가나 모델이나 젊은 여성에게 섭식장애가 나타나고 있는 것은 아니기 때문이다.

3) 치료

(1) 거식증의 정신역동치료

① 정신역동치료의 원리

－치료적 관계의 중요성: 정신분석적 사고의 바탕에는 불행하고 잘못된 인간관계에 의해 일어난 심리장애나 심리구조적인 결핍은 좋은 인간관계를 통해서만 치료될 수 있다는 생각이 깔려 있다. 치료자와 환자 사이에 '치료적인 관계'가 수립되지 않으면 올바른 치료과정이 생기지 않는다.

－전이와 역전이 다루기: 치료 장면에서 전이를 통해 오래된 신경증적 갈등이 재활성화되면, 치료자는 이를 관찰하는 동시에 환자가 이를 의식적으로 체험할 수 있도록 도움으로써 치료 효과를 가져 올 수 있다. 역전이는 치료를 진척시키고 환자를 이해하는 중요한 도구로 활용된다.

② 거식증 환자의 저항 다루기

치료자는 저항을 피하지 않고 직면하고 이해해야 하며, 어느 정도 역전이를 경험할 것이라는 것을 예상하고 있어야 한다. 환자는 치료자를 자신의 다이어트를 방해하는 인물로 생각할 수 있으므로 이에 대한 저항을 해결하는 것이 중요하다.

③ 치료자의 자세와 기법

치료자는 환자의 어려움을 잘 공감하고 보다 적극적으로 그들이 버틸 수 있도록 대신 버텨 주는 역할을 해 주어야 한다.

- 질문·탐색·해석의 효과: 환자와 치료자가 협력하고 환자가 자기 심리의 특성을 명확히 이해하고 변화하고자 노력할 때 이 기법들이 효과를 볼 수 있다.

- 적극적인 치료자의 자세: 치료자가 처음부터 적극적으로 환자를 돌보는 접근이 거식증 환자의 저항을 해제시키는 데 가장 효과적인 수단이며, 동시에 거식증 환자와의 관계를 활성화시킬 수 있다.

- 거식증의 발생과 경과 이해시키기: 치료자는 환자에게 심리치료의 필요성을 납득시키기 위해 환자가 어떻게 거식증이 되었고, 왜 거식증이 삶을 지배하게 되었는지를 설명할 필요가 있다.

- 의미 있는 치료관계 형성하기: 치료자는 계속해서 치료에 대한 책임을 지고, 그의 전문성을 드러내며, 환자에게 안전한 피난처를 제공해야 한다. 또한 축적된 지혜와 능력을 바탕으로 환자에게 실제적이고 구체적인 이익을 줄 수 있어야 한다.

④ 거식증의 치료지침(Gabbard, 1994)

- 과도한 개입금지: 치료자는 섣불리 부모 노릇을 하려 들지 말고, 환자의 내면세계를 이해하도록 노력해야 한다.

- 치료 초기의 해석 보류하기: 치료자의 공감이 중요하며 공감적이고 지지적인 접근은 환자가 치료자를 따뜻한 대상으로 바라볼 수 있게 한다.

- 역전이 검색하기: 환자의 체중이 늘지 않으면 치료를 잘못했다고 할까 봐 불안해진다. 이는 치료자가 환자의 부모를 동일시하게 됨으로써 유발된 역전이라고 할 수 있다.

- 인지적 왜곡 조사하기: 치료자는 환자의 몸매에 대한 잘못된 지각과 비논리적인 인지적 신념을 판단하지 않고 탐색함으로써 환자가 자신의 관찰력과 비판력을 갈고닦도록 도와주는 보조자아의 역할을 해야 한다.

(2) 거식증의 인지행동치료

① 거식증의 인지행동치료의 원리

인지적 및 행동적 변화 간의 상호 의존성은 매우 중요하며 인지행동적 접근에서는 거식증 증상이 체중과 섭식에 대한 특징적인 신념 세트에 의해 유지된다고 본다. 거식증의 핵심전제는, 자기의 가치는 체중과 몸매에 의해 매겨진다는 것이다.

② 인지행동치료 적용시키기

- 거식증 환자를 치료에 참여시키기: 치료에 환자를 능동적인 참여자로 개입시키는 것이 중요하며 처음 몇 회기는 자신의 섭식장애 손익 목록을 모두 적어 보도록 돕는 데 할애한다.

−섭식과 체중 관리하기: 치료 초기에 영양학적 상태와 체중 상태를 제대로 돌려놓는 노력이 이루어져야 한다. 월경을 할 수 있는 정도 이상의 체중을 목표로 잡고 환자와 협의하며 식단에 따라 식사하도록 격려한다.

−체중과 음식에 대한 신념 수정하기: 인지행동치료의 핵심은 환자로 하여금 자신의 사고와 정보처리 스타일의 타당성을 검증하도록 가르치는 것이므로, 신념을 평가하는 기법을 가르치고 숙제를 통해서 연습하도록 한다.

−자기에 대한 관점을 수정하기: 치료가 진행되어 감에 따라 치료의 초점을 부분적인 증상에서, 이 장애가 발달하도록 한 환자의 성향에 가까운 더 일반적인 측면으로 서서히 옮겨 간다. 자기개념, 자기자각, 성취와 성숙과 도덕성에 대한 걱정에서 특히 섭식장애에서 두드러진 결함을 구별해 낸다. 치료 후기에는 자시의 목표를 성취하기 위한 새로운 방향과, 즐거움과 자부심을 경험하게 해 줄 긍정적 강화의 새로운 원천, 개인적 가치를 재는 새로운 기준을 가지고 실험을 해 보도록 격려한다.

치료 기간은 대개 1~2년 정도로 잡으며, 처음 몇 달은 좀 더 집중적으로 한다. 좀 더 고차적인 신념 수정을 위한 인지재구성 기법을 더 많이 사용한다.

(3) 폭식증의 정신역동치료

① 환자에 대한 탐색과 직면하기

우선 치료자는 폭식과 하제 사용 행동에 영향을 줄 수 있는 환경적 요인들과 심리적 요인들에 대해 상세히 탐색해야 한다. 이를 통해 내담자는 섭식행동이 자기 스스로에 의해 시작되었다는 것과 보호적인 기능이 있으며 매우 의도적이라는 것을 이해하게 될 것이다. 치료의 초기 목표는 내담자들로 하여금 자신의 불안을 회피하지 않고 직면하도록 하는 것이다. 치료 자는 내담자들에게 모든 소망들과 두려움들을 경험할 수 있는 '과도기적 공간'을 제공해서 내담자가 치료관계에 대해서 어떤 요구나 부담을 걱정하지 않게 해 주어야 한다.

② 치료 계획 세우기

가장 중요한 원칙은 개별적인 치료 계획을 세우는 것이다. 특히 우울증, 성격장애, 약물남용 등 공존하는 정신과적 장애에 대한 것도 치료 계획의 일부로 포함시켜야 한다. 행동기법이 효과적이기 위해서는 굳건한 치료적 동맹이 있어야 하며 이를 발달시키고 유지하려면 전이분석이 있어야 한다. 폭식증은 전해질의 균형이 깨져 심장박동 정지를 초래할 수 있으므로 혈액상 태를 모니터하고, 경계선 성격장애나 주요 우울 장애가 공존하는 경우가 많으므로 자살이나 자해 시도 여부도 잘 살펴야 한다. 입원을 할 경우에는 치료 계획을 개별화해야 하고 화장실 문을 잠그는 등 증상통제에 대한 과제를 부여하고, 정상적인 식사 스케줄을 짜고, 영양사를 통해 심리교육적 도움을 받고, 일기를 쓰도록 한다. 폭식증은 가족 내 균형의 일부인 경우가 많기 때문에 가족치료나 개입이 필요하다.

(4) 폭식증의 인지행동치료

인지행동치료의 주요 목표는 섭식 습관뿐만 아니라 체중과 체형에 대한 환자의 잘못된 생각을 교정하는 것이다. 그리고 완벽주의, 이분법적 사고, 부정적 자기평가 등의 인지적 왜곡을 다루어야 한다. 섭식장애 치료에 인지행동치료가 효율적이기는 하지만 다른 치료 기법과 공조를 할 때 더욱 효과적이라고 할 수 있다.

(5) 그 밖의 치료적 접근

① 섭식장애의 예방

일반적으로 섭식장애를 예방하기 위해서는 장애의 발생과 관련된 과정을 잘 알고 있어야 하지만 현재로선 이러한 지식이 매우 부족한 실정이다. 현재 유일한 선택은 유익한 영향을 미칠 것이라고 예상되는 가능한 예방 기법들을 사용하는 것과, 예상대로 효과가 있는지를 점검해 보는 수준이다. 지금까지는 주로 가장 발생 가능성이 높은 연령집단, 즉 청소년들에게 섭식장애를 일으킬 수 있는 행동인 다이어트와 체중감소 행동(구토, 하제사용)을 교정하고 감소시키는 데 초점을 두고, 이런 목적에서 다양한 교육프로그램들이 개발되어 왔다. 그러나 지식개념은 넓혔지만 행동상의 변화는 가져오지 못했다.

장애 가능성이 높은 사람들을 찾아 예방책을 사용해야 한다는 이상적인 주장도 제기되고 있지만, 그들을 찾는다는 것은 매우 어려운 일이다. 그리고 아직까지 섭식장애를 효과적으로 줄일 수 있는 뾰족한 방법도 없는 실정이다. 정치적인 예방책을 주장하는 사람들도 있는데 병인으로서 사회적인 요인을 강조하는 입장이다. 이들은 사회문화적 요인들이 섭식장애의 발생과 밀접한 관련이 있다고 보고 유행과 다이어트 회사들을 주된 표적으로 삼는다. 그러나 날씬함을 이상적으로 생각하는 문화가 그렇게 쉽게 교정될 수 있을지는 의심스럽다.

② 심리교육

심리교육은 환자의 태도와 행동의 변화를 촉진할 목적으로 환자의 장애와 그것을 극복하는 방법에 대해 환자에게 정보를 제공하는 것이다. 심리교육의 전제는 부정확하거나 잘못된 정보로부터 어떤 부적응적인 신념이 생겼다고 보는 데 있다. 심리교육은 섭식장애의 여러 가지 원인, 의학적 합병증 및 구토, 하제, 이뇨제 남용의 영향, 기본적인 영양공급, 사회문화적 요인과 신체상 문제, 인지적 및 행동적 책략, 재발예방에 대한 내용을 포함한다.

③ 기타 치료 유형

입원치료는 정상 체중의 20~30% 이상 체중 감소, 이차적 정신병리의 정도, 현재 진행 중인 외래치료의 성공 여부, 문제가 되는 섭식행동의 심각성에 따라 결정한다. 가족치료는 체중이 늘기 시작하면 실시하는데 특별한 개입을 통해 섭식과 다른 두려움, 걱정에 대해 솔직하고 주장적인 논의를 잘할 수 있도록 가족 구조를 치료한다. 자가치료는 치료자의 지지와 인도를 받아 환자가 스스로 프로그램을 따라할 수 있도록 단계적인 보살핌을 제공하는 프로그램으로 시간이 비교적 적게 든다는 장점이 있다. 치료 회기는 30분 이하이며, 5~10회기 정도에 끝난다.

12. 가정 부적응 문제

가정에서 부모의 관심이나 보호를 받지 못하고 문제 상황에서 욕구가 좌절되고 갈등이 지속되며 적절한 관계 형성을 하지 못하고 가정으로부터 이탈하려는 행동을 말한다. 특히 청소년 개인의 성장과 정서적 안정에 장애를 초래하여 심리적·정서적 혼란을 가중시킬 뿐만 아니라 이러한 혼란이 반사회적으로 표출되어 사회규범에 위배되는 문제행동으로 표출될 수 있다.

1) 원인

(1) 가족 형태의 변화

핵가족인 2세대 가구의 일반화, 3세대 가구의 감소와 1세대 가구의 증가, 평균 가구원 수의 감소 등을 특징으로 하고 있다. 이처럼 가족 형태의 구조적 변화는 가족 간 관계와 역할에 대한 가치관을 변화시키며 청소년의 안정적 발달에 영향을 미치게 된다. 1세대 중심의 가족구조는 가정 내 사회규범과 문화 전수의 역할을 약화시켜 개인적이며 자기중심적인 성향을 지닌 청소년을 증가시키고 있고 과잉보호로 인해 적응능력이 떨어지고 있다.

(2) 맞벌이 부부의 증가

1985년 미혼여성의 44.7%가 경제활동에 참여한 반면 기혼여성은 41%에 그쳤다. 1999년 기혼여성의 경제활동 참여는 47.9%를 유지하고 있다. 이러한 변화는 부모들로 하여금 청소년들에 대한 과잉보호나 무관심을 일으키게 되며, 청소년들에게 과잉활동성, 공격성, 불안, 우울, 의사소통장애 등의 부적응 행동을 유발할 수 있다.

(3) 이혼, 별거로 인한 결손가정의 증가

산업화와 여성의 학력이 높아짐에 따라 기혼여성의 경제적 자립능력이 증가하고 가부장적 윤리관이 쇠퇴하면서 가족관계와 부부관계 내에 갈등이나 다툼이 많아지고 있다. 이론 인해 매년 이혼율이 증가하고 있는 추세이다. 이혼가정에서의 자녀수를 보면 1999년 총 12만 명의 청소년들이 이혼가정에서 자라고 있다.

2) 가정 부적응의 유형

일반적인 청소년 부적응 행동 가운데 가정생활의 영역에서 자주 발견할 수 있는 부적응 행동들을 살펴보면 다음과 같다.

(1) 과잉활동성
지나치게 활동적이거나 주의가 산만하여 충동적이고 쉽게 흥분하는 것

(2) 공격성
인간관계나 사물에 대해 파괴적인 행동을 보이는 것

(3) 사회적 위축
어떤 힘에 눌리거나 장애가 있을 때 마음이 졸아들고 펴지지 못해 사회적으로 위축되는 상태

(4) 퇴행성
어떤 장애로 인해 청소년들이 욕구불만에 빠져 현재 도달해 있는 정신발달 수준 이전의 발달 단계로 되돌아가는 것

(5) 강박성

사소한 생각이지만 머릿속에서 떠나지 않아 그것을 떨쳐 버리고 잊어버리려고 하면 할수록 더욱 강하게 생각나는 것을 말함

(6) 우울증

모든 활동에 대한 흥미를 잃고 기운이 없으며 집중력이 저하된다.

(7) 신체적 증상

편식이 심하고, 어렵고 힘든 일을 당하면 당황하여 손톱을 깨물거나 말을 더듬으며 두통, 복통 등을 호소

3) 가정 부적응 실태

(1) 가정폭력과 부적응

가족구성원 중의 한 사람이 다른 가족원에게 의도적으로 물리적인 힘을 사용하거나 정신적인 학대를 통하여 고통을 주는 행위로 신체적·언어적·정신적·성적 폭력 등을 포함한다. 어려서부터 가정폭력을 직·간접적으로 경험한 청소년들은 공격적 과잉활동성을 보이며, 정서불안, 사회적 위축, 강박, 우울 등이 빈번하게 발생, 자아존중감이 낮고, 대인관계에서도 위축된다.

(2) 결손가정과 부적응

권위주의적 부부관계와 불균등한 권력 행사 관계로 인한 불화와 갈등은 부부간의 이혼이나 별거 상태의 결손가정을 만든다. 1995년 현재 전체 가족의

형태에 있어 1세대와 2세대로 이루어진 핵가족이 2/3 이상을 차지하고 이 중 결손가정은 전체의 9% 정도에 이르고 있다.

부모의 이혼이나 별거는 부모의 역할인 청소년에 대한 관심이나 보호가 소홀하게 되어 해당 청소년들로 하여금 사회적 비행에 대한 노출 정도가 심하여 비행청소년이 되거나 약물남용, 가출, 정신질환 등의 사회적 비행을 저지를 개연성이 높다.

(3) 경제적 환경과 가정 부적응

실업이나 항시적 빈곤에 처한 가정의 청소년들은 경제활동을 할 수 있는 능력이 부족하고 여전히 의존적 생활을 해야 하므로 경제적 빈곤으로 인한 어려움과 실업상태에서 생활의 불안정성을 동시에 경험하게 된다. 실제로 경제적 문제를 겪고 있는 가정의 청소년들은 열악한 주거 형태, 생활환경, 교육과 정서 함양의 기회가 제한되어 있다. 즉, 정상적인 청소년기 성장과 발달과업을 성취하기 위해 필요한 제 요소의 결핍이나 열악함을 통해 올바른 성장에 많은 어려움을 겪게 된다.

4) 부모의 양육태도와 부적응

부모의 양육태도에 관한 연구를 보면 일관성이 없고 체벌을 빈번하게 사용하며 통제적인 양육태도를 보일수록, 적대적이며 구속적일수록 청소년의 가정 부적응이 높았으며, 공격적이며 사회적인 위축감 등 청소년의 가정 부적응 행동이 많아진다.

(1) 배척

부모가 청소년에 대한 관심은 있지만 청소년의 행동이나 생활에 대해 감정적으로 대하거나 미워하는 태도이다. 배척하는 부모 밑에서 자란 청소년들은 쉽사리 불안감과 실패감에 휩싸이게 되며 다른 사람의 말에 귀 기울이지 않게 된다. 또한 자신의 잘못에 대해 변명하기에만 급급하며 공격적 행동과 비행을 저지를 수 있다. 부모의 배척에 의해 자라난 청소년은 불안감과 함께 불만감이 높아 부모에게 반항하게 되며, 인간관계에 있어서 위축되거나 고립감을 느끼게 된다.

(2) 무관심

청소년들이 자신의 문제나 고민에 대해 의논하려고 해도 제대로 상대해 주지 않으며, 부모로서 청소년들의 행동에 대해 최소한의 간섭도 하지 않는 태도이다.

(3) 편애

부모들이 여러 형제자매 가운데 특정 자녀만을 사랑하고 그들만을 일방적으로 편드는 것이다.

(4) 과잉보호

부모들이 자녀를 맹목적으로 사랑하며 극도로 헌신하는 생활을 통해 자녀의 모든 일을 대신해 주게 된다. 이런 과잉보호는 자녀들이 스스로 할 수 있는 기회를 박탈하게 되어 여전히 의존적인 상태에 머물고 건방진 행동과 무책임, 독립성 결여, 사회 부적응을 초래할 수 있다.

(5) 독재

부모들이 자녀가 아닌 자신의 가치와 욕구 충족을 기준으로 청소년들의 행동이나 생각을 바라보고 있어 자녀에게 항상 부족함과 불만을 느끼며 자녀의 모든 의사나 행동에 반대. 이런 부모 밑에 자란 청소년들은 부모의 권위적 태도에 불만과 증오심을 가지게 되고 부모의 기대에 대한 복수나 주목을 끌기 위해 절도, 공격성, 폭력성 등을 나타내게 된다.

5) 세대차이와 가정 부적응

청소년들은 자아의식의 발달과 부모의 의존으로부터 독립하려는 욕구가 강해지면서 자기주장이 강해지고 또래 집단에 대한 관심과 참여욕구를 나타낸다. 그러나 부모들은 청소년기는 성인으로서 성숙을 이루지 못한 상태이므로 부모에 의한 의존과 보호 속에서 안정적 성장을 이룰 수 있다고 판단하고 있어 부모와 청소년 간의 대립이나 갈등이 발생하게 된다.

PART 04
청소년 미술치료의 실제

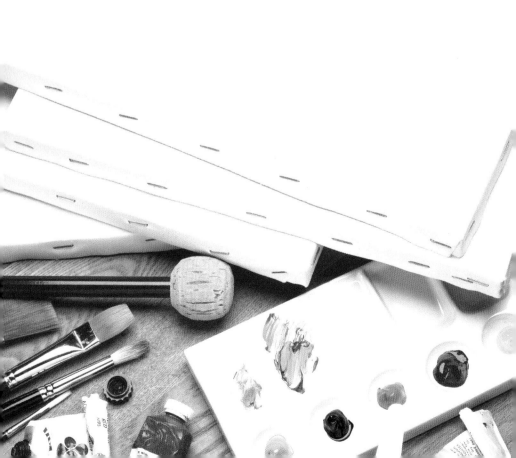

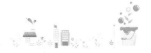

청소년 미술치료의 실제

:: 사례: 윤OO(15세, 여, 가정 부적응-결손가정)

3개월 전 부모님의 이혼으로 현재 엄마와 함께 지내고 있다. 이혼한 아버지는 평소에 술을 자주 마셨고, 가정의 경제를 엄마 혼자 감당하는 상황이 힘들어 이혼을 한 경우이다. 아버지는 무능력하지만 딸에게만큼은 자상한 아버지였다. 부모님의 이혼으로 극심한 스트레스와 심리적으로 불안한 상태이며, 학업에도 영향을 미치고 있다. 비록, 현재는 엄마와 둘이 살고 있지만, 언젠가 아빠와 함께 사는 날이 오기를 희망하고 있다.

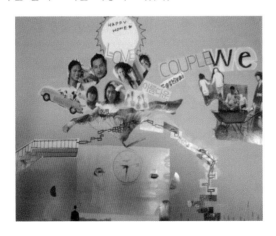

① 재료: 잡지, 가위, 풀, 사인펜

② 기법: 콜라주

③ 목적: 자신의 소망에 대해 표현함으로써 불안하고 위축된 마음의 상태를 소망이 이루어질 수 있다는, 희망이라는 긍정적인 마음의 형태로 전환시킨다.

④ 치료

최근 부모님의 이혼으로 심리적으로 매우 불안한 상태로 엄마와 함께 찾아왔다. 엄마와의 상담에서 아이가 말수가 줄었고, 끼니를 거르는 일이 많으며, 엄마와 대화를 하지 않으려고 하는 것에 걱정을 하고 있었다.

실제로 상담에서 아빠와 이혼한 엄마가 밉다고 말했고, 혼자 남겨진 아빠가 불쌍하다고 말하며 엄마에 대한 원망을 드러냈다. 내담자는 콜라주 작업을 하면서 특히 다정하게 함께 있는 연인의 사진을 선택했고, "우리(We)", "커플(Couple)", "사랑(Love)"이라는 단어에 주목했으며 그것을 도화지 위에 붙여 나갔다. 그림의 아래쪽 두 마리의 새는 거리를 두고 떨어져 있지만 위쪽은 행복해 보이는 커플로 꾸며 주면서 언젠가 세 식구가 함께 살길 바란다고 말했다. 치료 초기에는 자신의 마음을 말로 표현하는 것에 부담스러워했지만, 미술치료를 통하여 자신의 마음을 그림이나 조형물로 표현함으로써 말로 하기 힘든 복잡한 자신의 마음을 어렵지 않게 드러내고 표현할 수 있었다. 미술치료를 통하여 자신의 현재 상태를 긍정적으로 받아들이고, 부정적 감정의 표출을 통한 정화와 성취감을 통해 불안하고 위축된 마음을 최소화하는 것에 대해 중점을 두었다. 그리고 엄마에 대한 원망의 마음이 이해로 바뀔 수 있게 스스로 자신의 마음을 다스릴 수 있도록 돕고, 보호자(엄마)와 상담도 꾸준히 이어 나갔다.

:: 사례: 백OO(19세, 여, 정신분열증)

환자는 지나치게 엄격한 부모의 양육태도로 인하여 선악에 대한 이분법적인 사고가 강한 편이었고, 특히 간섭이 심하면서도 냉정한 엄마로 인해 자신의 감정이나 욕구를 표현한 적이 거의 없다.

특히 초등학교 4~5학년 무렵에 아버지의 사업 실패로 인하여 가정형편이 갑자기 어려워지면서 친구들로부터 은근히 따돌림을 받은 일로 인하여 과호흡증상을 보였다. 이후 중학교에 진학해서도 친구들과의 관계를 잘 맺지 못하였고 고등학교 진학 후에는 친구들이 자신의 생각을 읽는다는 망상과 아파트에서 뛰어내리라는 환청을 듣게 되면서 학교를 자퇴하였다.

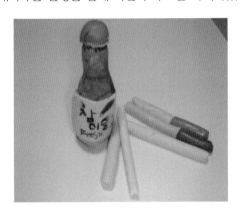

① 재료: 점토, 컬러점토, 점토칼
② 기법: 조소
③ 목적: 부정적인 자아상에 대한 직면과 수용을 통해 자기에 대한 통찰의 기회를 갖게 한다.
④ 치료
자기비하 및 타인에 대한 불신이 심한 편이었고, 특히 자신에 대한 이해는

전혀 없으면서 늘 간섭하고 잔소리를 하는 엄마에 대한 분노가 있으면서
도 막상 엄마 말을 거슬러서 자신의 뜻대로 무엇인가를 했을 때 잘못될
것이라는 불안이 강하였다. 특히 이러한 엄마의 모습이 자신이 믿는 하나
님의 모습과 연결되면서 왜곡된 신앙관이 형성되어 있음을 알 수 있었다.
버리고 싶은 자신의 모습이나, 좋아하지만 버려야 할 것을 점토로 만들
어 보게 하자 담배와 술병을 만들고 나서 "하나님은 무서운 분이라서 내
가 잘못하면 벌을 받게 된다. 학생이 담배나 술을 하면 안 되는 것을 잘
알면서도 친구들과 놀면 나도 모르게 엄마가 하지 말라고 했던 담배를
피우고 술도 마시면서 늦게까지 집에 안 들어가곤 했다. 그래서 지금 내
가 아픈 것도 내가 잘못한 것에 대한 벌을 받는 것이라 당연하다"라고
하였다.

미술치료를 통하여 엄마에 대한 분노를 표출하게 하는 반면에 자신의 핵
심감정에 대하여 표현하도록 하였다. 또한 긍정적인 자아상을 갖게 하는
한편 현실에 대한 올바른 자각과 이분법적 사고에 대한 논박 등을 통하
여 합리적인 정서를 갖고, 사고할 수 있도록 하는 데에 목표를 두고 치료
를 진행하였다.

:: 사례: 장OO(16세, 여, 집단따돌림)

5세 때 아버지가 돌아가신 후 어머니 혼자 1남 1녀를 키우며 경제적으로 형
편이 어려웠다. 초등학교 5학년 때 아버지가 없다고 가정 형편이 어렵다는 이
유로 학급 친구들에게 집단따돌림을 당하였으나 6학년이 될 때까지 어머니는

모르고 있었다. 집단따돌림을 알게 된 후에 자녀와 친구들을 떼어 놓는 것과 교육 환경이 더 나은 지역에서 중학교 배정을 받는 것이 나을 것 같다는 어머니의 판단에 의해 이사와 전학을 하였다.

그러나 초등학교보다 부유한 환경의 친구들로 인해 열등감이 많아지고 학습도 잘 따라가지 못하면서 다시 집단따돌림을 당하기 시작하였고 중학교 2학년에 올라와서는 폭행을 당하기도 하였다.

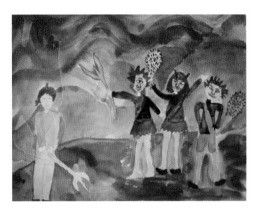

① 재료: 도화지, 색연필, 크레파스, 사인펜

② 기법: 자유화

③ 목적: 자신의 불안이나 불편한 감정, 심리적 외상의 경험을 자유롭게 표출함으로써 억압된 감정의 정화를 돕는다.

④ 치료

싫어하는 색깔을 사용하여 자신의 감정을 표출하도록 하였다. 사례의 학생은 검은색, 빨간색, 고동색을 자신이 싫어하는 색깔로 골랐고 자신이 길을 사이에 두고 친구들에게 괴롭힘을 당하는 모습을 상징하여 그렸다. 치료가 진행되면서 집단따돌림을 당한 상처나 친구들과 비교되는 가정형편보다는 자신이 하고 싶은 미술 공부에 대한 투자가 전혀 없는 엄마에 대한 원망이 더 컸으며 욕구의 좌절로 인한 학습 및 교우 관계에 대한 무력감을 보이고 있음을 알 수 있었다.

내담 학생에 대해서는 치료자의 개입을 최소한으로 한 비구조적인 상담 및 치료를 하여 창조성을 충분히 발휘하게 함으로써 내적 상처의 치유를 돕는 한편, 현실감과 자아존중감을 향상시킬 수 있는 프로그램을 진행하였다.

엄마도 상담을 통하여 자녀의 진로에 대한 욕구를 이해하고 학교에서 진행하는 방과 후 수업 등을 활용하여 아이의 재능이 발휘될 수 있도록 도왔다.

:: 사례: 박OO(고등학교 1학년, 여, 집단따돌림)

학교에서 같은 반 친구들에게 따돌림을 당하고 있으며, 자주 아프다는 핑계로 조퇴를 하기 시작해 등교를 거부하는 것으로 이어졌다. 이것을 이상하게 여긴 엄마가 학교에 찾아가 담임선생님으로부터 OO가 반 아이들에게 따돌림을 받고 있다는 말을 들을 수 있었다. 현재 학교에 다니지 않는 상태이며 누구와도 어울리지 못하고 집에 있는 시간이 많다고 했다. 가끔 엄마와 외출을 할 때 같은 학교 교복을 입고 있는 또래를 보면 피해서 숨는 경우가 많다고 했고, 혼자 방 안에 들어가 오랜 시간이 지나도 나오지 않는다고 했다.

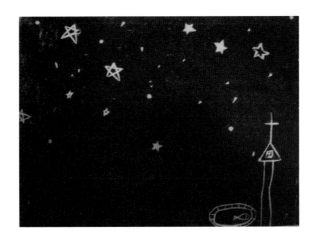

① 재료: 폼보드, 송곳, 연필, 지우개, 물감, 롤러

② 기법: 종이판화

③ 목적

　—종이판화 제작과정을 통해 불안하고 위축된 감정을 표출한다.

　—작품을 완성함으로써 성취감과 자신감을 강화한다.

④ 치료

　위 그림은 치료를 시작하고 세 번째 작품으로 종이판화를 이용하여 ○○
　의 마음을 알아보고자 했다. 장기간 친구들의 따돌림으로 심리적으로 매
　우 불안하고 위축된 상태였고, 그것이 신체화로 이어져 온몸에 힘이 없
　고, 팔다리가 아프다고 자주 말했다. 이날도 힘이 없어서 그림을 그리기
　어렵다고 말했고, 치료사가 종이판화를 제시하자 매체에 대한 관심을 보
　이기 시작했다. 폼보드 위에 여러 번 지웠다가 다시 그리기를 반복했고,
　그럴 때마다 치료사 눈치를 보았다. 그때 치료사는 여러 번 지워도 괜찮
　다고 말해 주면서 위축되지 않고 자유롭게 활동할 수 있게 가만히 지켜
　보았다.

완성 후 무엇을 표현했는지 묻자 "잘 못했죠?"라는 말부터 했고 밤하늘의 별과 교회, 그리고 혼자 있는 물고기를 그렸다. 스스로 혼자 있는 물고기가 자신이라고 말하면서 물고기집이 너무 작아 혼자 지낼 수밖에 없다고 이유를 설명했다. 친구들의 일방적인 따돌림의 이유가 자신의 잘못이 아닌, 친구들에게 있다고 이야기하고 싶어했다.

미술치료를 통해 불안하고 위축되어 있는 심리상태를 지속적인 성취감을 통해 자신감을 향상시키고 치료사의 적절한 칭찬과 지지를 통해 자신의 결과물에 대해 만족감을 느낄 수 있게 도와주는 것 또한 필요하다.

:: 사례: 김OO(15세, 여, 집단따돌림)

환우는 치료사와 처음 만났을 때 말수가 적고 눈 맞춤이 어려웠다. 학교에서 친구들과 대화나 상호작용이 없이 주로 혼자 있는 등 또래 관계의 형성에 어려움을 겪고 있었다. 중학교에 입학한 후 친구들에게 외면당하게 된 것이 모두 자신의 탓이라 생각하고 있었으며, 친구들과 친하고 싶으나 자신을 받아주지 않을 것 같아 두렵다고 하였다. 환우는 집단따돌림으로 인한 위축과 우울, 불안한 감정 등을 보였다. 환우는 자신의 외모가 다른 친구들과 다르다고 생각하는 등 자존감이 매우 낮았다. 행동이 늦은 환우는 식사 이동 시간이나 식사 시간이 다른 친구들에 비해 늦어졌으며, 자유 시간에는 가만히 앉아 책을 보거나 그림을 그렸다. 묻는 말 이외 먼저 말을 거는 일이 거의 없었다. 사람이 많은 곳에 가는 것을 두려워하였고, 환우는 기분이 좋았을 때와 나빴을 때의 행동의 변화가 크며 학기가 시작하는 초기에는 항상 다른 형태의 틱이 생겨 왔었다.

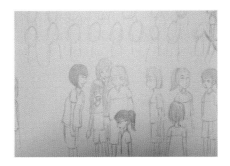

① 재료: 8절 도화지, 연필, 지우개

② 기법: KSD

③ 목적: 학교 내에서의 친구, 교사 관계를 알아본다.

④ 치료

학교생활화를 그리는 동안 환우는 한참을 그리고 지웠다 하는 작업을 반복하였다. 어떤 것을 그려야 할지 모르겠다 말하며 자신은 학교에 가는 것이 두려우며, 자신의 상황이 답답하고 슬프다고 하였다. 잠시 후 환우는 학교생활 중 체육시간을 그렸다. 중앙 하단에 고개를 숙이고 있는 자신의 모습을 처음으로 주변을 둘러싸고 있는 다른 친구들을 그렸다. 선생님은 오른쪽 상단에 그렸으며, 자신과는 아주 멀리 떨어져 있다고 하였다. 남학생들의 모습은 그리고 싶지 않다고 이야기하며 도화지 상단에 둥근 얼굴 등으로 그리고는 체육시간일 때의 자신의 모습이라고 말하였다. 환우는 학교생활에 많은 두려움을 가지고 있었다. 친구들 모두 자신을 이해해 주지 않는다는 생각과 낮은 자존감을 나타내었다.

미술치료 회기를 거듭하는 과정에서 자신감과 바람직한 자아상 만들어가는 것에 목표를 두었다. 초기 자신을 드러내는 그림들에 당황하고 거부하는 행동을 보이기도 했으나 이후 곧 거부감이 줄고 오히려 편안하게 적응하며 매 회기 호기심과 관심을 가지고 자신을 탐색하며 참여하기 시작하였다. 학기 중간에 미술치료를 시작하였으며 새로운 학기를 맞이했을 때에는 매 학기가 시작 될 때면 나타나던 틱은 나타나지 않았으며, 또래 관계를 형성할 수 있게 되었다.

:: 사례: 조OO(14세, 여, 집단따돌림)

환우는 중학교 1학년으로 등교를 거부하고 평소 친구들과 잘 어울리지 못하는 등 학교생활과 또래 관계 형성에 어려움을 겪고 있었다. 초등학교 때 시작된 집단따돌림으로 인해 전학의 경험이 있으나, 전학 후 학교에서 다시 집단따돌림을 겪게 되었다. 큰 소리를 내어 이야기함으로 인해 목이 항상 쉬어 있으며 한 번 시작한 이야기는 끝을 맺을 때까지 멈추려 하지 않았다. 또래에 비해 어린아이 같은 언어를 사용하고, 행동을 취했으며, 치료사와의 눈 맞춤이 불안정하고, 수업 중 소소한 거짓말을 하기도 하였다. 환우는 학교에 가는 것이 두렵다고 했다.

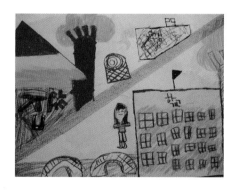

① 재료: 8절 도화지, 연필, 지우개, 채색도구

② 기법: 학교 가는 길

③ 목적: 학교에 대한 생각과 주변의 관계를 알아보기

④ 치료

환우는 먼저 검은색 색연필을 이용하여 왼쪽은 집, 오른쪽은 학교라 말하며 도화지에 대각선 방향으로 공간을 나누었다. 왼쪽 상단의 집의 지붕을 무지개 색으로 꾸미고 주변에 나무를 그렸다. 오른쪽 하단의 학교 그림에서는 무엇을 그려야 할지 모르겠다고 이야기하며 오랜 시간 망설였다. 환우는 학교와 운동장을 그렸으며 자신을 그 사이에 그려 넣었다. 그림에서 환우가 무엇을 하고 있느냐는 치료사의 질문에 자신은 혼자 운동장에 서 있다고 이야기하며 다른 친구들은 모두 교실에서 공부를 하고 있다고 했다. 미술치료 초기 환우는 계속된 박탈과 상실감으로 인해 자존감이 낮았으며, 소리 높여 하고 싶은 이야기를 하지 못하면 속이 터져버릴 것 같다고 표현하는 등 스트레스가 많았다. 난화 그리기, 젖은 점토 던지기, 자연물 만다라 등을 이용하여 발산 작업을 도왔으며 중기 이후 콜라주, 자유 연상하기, 신체 본뜨기, 나의 장점 찾기 등 자신을 표현하고 긍정적인 자아상을 만드는 데 목표를 두고 회기를 진행하였다. 환우는 중기 이후 소리치는 듯했던 목소리가 잦아들었으며, 자신감을 되찾았으며 또래 집단에서의 소통이 가능해졌다.

:: 사례: 이○○(14세, 여, 불안·공포)

환우는 갑자기 등교를 거부하는 상태였으며, 부모님과 등교하는 길에 학교 근처에 오면 차에 숨는 등 평소와는 다른 행동을 보였다. 평소 또래와의 상호 작용과 소통에 문제가 없었던 환우는 학교에 대한 이야기가 시작되자 불안한 모습을 보이며 손가락을 계속 만지작거리는 등 안절부절못하며 학교에 가면 누군가 자신을 꼭 해칠 것만 같다 이야기를 하였다. 전학을 하고 싶다는 말을 자주 하였다.

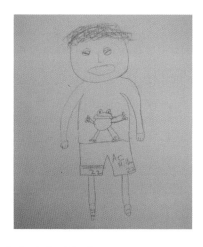

① 재료: 8절 도화지, 연필, 지우개

② 기법: 인물화

③ 목적: 자신이나 중요한 타인에 대한 무의식적 이미지 및 심리현상에 대하여 알아본다.

④ 치료

환우는 인물화를 그려 보자는 말에 조금 망설임을 보이다 연필을 이용해 주먹을 꼭 쥔, 화가 난 듯한 남자를 그렸다. 이 아이는 자신과 같은 나이이며 키가 크고 힘이 세며, 욕을 하는 등 다른 아이들을 자꾸만 때리고 괴롭힌다고 했다. 항상 화가 나 있으며 아무도 이 아이에게 뭐라 말하지 못할 것이라는 말과 함께 상의에 개구리를 그려 넣고는 개구리를 닮았다고 이야기하였다. 그림을 완성하고 치료사에게 그림을 설명하던 환우는 자신의 그림이 반에 새로 전학 온 남학생을 그린 것이라 말하며, 이 남학생은 자신을 비롯한 다른 학생들을 협박하고 때린다고 했다. 선생님께 말씀드렸냐는 치료사의 질문에 너무 무서워서 아무도 이야기하지 못하고 있다고 말하며 학교에 가는 것이 싫다고 하며 눈물을 글썽였다. 환아는 아직까지 접해 보지 못했던 강하고 거친 상대에 대해 공포를 느끼고 있었다. 젖은 점토를 이용한 던지기, 습식화, 풀그림 등을 이용하여 긴장을 완화하는 미술치료 작업과 두려움의 흔적, 안전하고 편안한 장소 만들기, 나 자신의 좋은 점, 나의 내면 등의 작업을 통해 내면의 안정과 더불어 자아의 긍정적인 면과 자신감을 회복하는 것에 미술치료의 중심을 두었다. 치료 후기에 환우는 더 이상 등교를 거부하지 않았으며, 학교에서의 문제 또한 지혜롭게 잘 해결하였다.

:: 사례: 최〇〇(18세, 여, 섭식장애−거식증)

지난 2년 동안 거식증과 폭식증을 반복적으로 경험했고, 최근에 약물치료를 받고 있지만, 아직 자신의 체형에 대해 불만을 갖고 있으며 음식에 대해 강한 거부감을 버리지 못하고 있다. 매우 마른체형임에도 음식을 먹으면 바로 살이 찔 것 같다고 두렵다고 했다. 학교에서 급식 또한 먹고 있지 않으며, 친구들과도 어울리지 못하고 혼자 있는 시간이 많다고 했다.

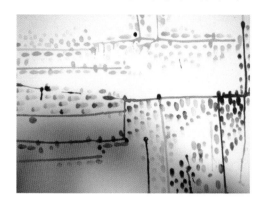

① 재료: 종이, 물감, 붓, 스프레이

② 기법: 물감 흘리기

③ 목적: 우연의 효과를 통해 창조하지 못했던 이미지를 발견하고 이미지 속에 숨어 있는 자신의 마음과 어떤 관련이 있는지 알아본다.

④ 치료

그림은 자신의 몸속의 음식물을 그린 것인데 얇은 선들이 혈관이며 점들은 몸속에 남아 있는 음식물이라고 했다. 실제로 키는 162㎝, 42㎏으로 매우 마른편이지만, 더 마르고 싶다고 말했다. 그러기 위해서는 몸속에 남아 있는 작은 음식물도 없어야 한다는 말을 덧붙였다. 스스로 잘못된 신체상을 갖고 있으며 이것은 곧 장기간의 섭식장애로 이어졌다.

부모와의 상담에서 ○○가 가족과 함께 식사를 하지 않고 혼자 방에 들어가 누워 있거나 배가 고프더라도 물이나 음료수를 마시는 것으로 식사를 대신한다고 했다. 또한 뚱뚱하면 사람들이 싫어한다고 자주 말한다고 했다. 미술치료를 통해 자신의 모습을 재정립하고 잘못된 신체상을 바로잡아 주는 것이 필요하다. 또한 자신의 현재 모습을 받아들이고 스스로 문제를 인식하고 변화할 수 있는 능동적인 자세를 가질 수 있게 도움을 주어야 한다. 그리고 섭식장애를 가진 사람은 무력감을 많이 느끼는데 다양한 미술활동을 통하여 생동감으로 전환할 수 있게 도와주는 것도 필요하다.

:: 사례: 박OO(15세, 여, 비행)

초등학교 5학년 이후 사춘기와 함께 부모님의 과다한 양육방식의 문제로 부모님과 갈등을 빚고 있으며, 현재 등교거부와 함께 가출 및 음주문제, 성문제를 복합적으로 가지고 있는 비행청소년으로, 부모님의 요구로 정신과적 약물치료를 받고 있는 상황에서 미술치료실에 오게 되었다.

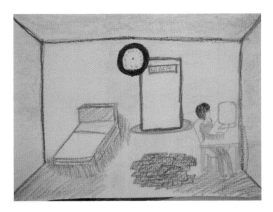

① 재료: 도화지, 연필, 색연필
② 기법: 게슈탈트 심리치료-나만의 공간 그리기
③ 목적
　-현재 자신의 주변 환경을 인식하고 환경과의 접촉을 증진시킬 수 있다.

―자신의 욕구와 감정을 자각하도록 한다.

④ 치료

치료사와 자연스럽게 이야기를 나누며 시작하였다. 게슈탈트 심리치료 기법을 사용하여 치료사가 이야기를 들려준 후 눈을 감고 그 이야기를 상상하며 듣다가 자신이 문을 열었을 때 떠오르는 자신만의 공간을 그려 보도록 하였다.

회색 벽으로 사방이 막힌 공간에 정면에는 시계와 비상구, 침대를 그리고 한쪽 벽에는 컴퓨터를 하고 있는 사람의 옆모습을 그렸다. 방 안의 한가운데에는 수북이 쌓인 돈을 그려 넣었다. 컴퓨터를 하고 있는 사람은 남자친구이며, 남자친구와의 관계에 대해 이야기하였다. 수많은 교제 경험이 있지만 이번 남자친구는 조금 더 애정을 느낀다고 하였다. 시계에는 왜 바늘이 없는지 묻자 "시간이 멈춰 있었으면 좋겠어요"라고 하며, 현실이 너무 답답해서 어디로 나가고 싶은데, 돈이 없어서 묶여 있는 상황이라고 이야기했다.

현재 무엇이 가장 불만인지 묻자 부모님이 돈을 주지 않아 돈이 없는 것이라고 했다. 건너편에 있는 비상구로 나가면 무엇이 보일 것 같은지 묻자, 네온사인이 반짝이는 밤거리가 나올 것 같다고 하며, 남자친구와 돈을 가지고 저 비상구로 나가고 싶다고 하였다. 치료사와 현실에 불만이 있을지라도 주어진 것들에 좀 더 충실할 것들을 약속하며 회기를 마쳤다. 현실에 대한 답답한 심리상태와 경제적인 어려움, 남자친구와의 애정 등 현실의 욕구들이 표현되었으며, 이를 치료사와 나누는 과정을 통해 내면의 갈등을 해소할 수 있는 시간들이었고 자신의 상황에 대해 객관적으로 인식할 수 있는 계기가 되었다.

:: 사례: 박OO(15세, 여, 품행장애)

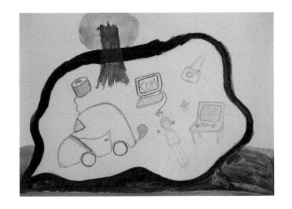

① 재료: 도화지, 연필, 색연필

② 기법: 무인도 그리기

③ 목적: 자신의 욕구를 표현함으로써 자기이해를 돕는다.

④ 치료

치료사가 무인도에 가게 된 상황과 가져가고 싶은 것들을 그려 보자고 제안했다. 치료사와 가족에 관한 이야기를 하며 치료사가 가족에 대해 묻자 "아빠 같은 사람이랑은 결혼 안 할 거예요."라고 말하며 엄마에게 너무 신경질적인 아빠에 대한 부정적 감정을 이야기했다. 밥통과 자동차, 컴퓨터, 휴대폰, 카메라, 화장대를 그리며 무인도에 가지고 가고 싶다고 말했고, 얼굴 주변을 빛이 나는 것처럼 강조한 남자를 그렸다. 치료사가 누구냐고 묻자 남자친구라고 하며 남자친구를 무인도에 데려가고 싶다고 했다. 부모님은 없어도 되겠냐고 묻자 "데려가기 싫어요"라고 했다. 색연필로 색칠을 하고 무인도의 외곽은 남색 물감으로 진하게 선을 다시 그었다. 물감으로 바탕을 다 칠한 후 뒤늦게 무인도 안에 나무를 그려 넣었는데, 아주 크고 오래된 나무가 있었으면, 든든하게 있었으면 좋겠다고 말했다. 무인도가 아주 커서 차를 타고 다닐 수 있었으면 좋겠다고 했다. 완성된 작품을 보며 만족스러운 모습이었고, 이것저것 이야기하며 속이 시원하다고 하였다. 치료사와 학교생활에 대해 이야기하며, 감정보다는 의지를 사용하여 자신을 변화시키려 노력할 것을 이야기하자, 매우 집중하여 듣고 학교에 가겠다고 말하며 회기를 마쳤다.

무인도 그림을 통해 현실 상황에 대한 불안한 감정들과 남자친구에 대한 강한 의존도가 나타났으며, 무인도에 가져가고 싶어하는 물건들을 그려봄으로써 자신의 현재 욕구와 감정들을 인식할 수 있었다.

:: 사례: 김○○(15세, 남, 우울증)

학교부적응 청소년으로 우울증, 무력감 등의 정서적 문제를 가지고 있으며 학습부진으로 인한 부모와의 갈등도 큰 상황이다. 미술치료실에 왔을 때 매우 의욕이 낮으며 불안한 모습을 보였고, 자신의 감정표현을 거의 하지 않는 모습이었다.

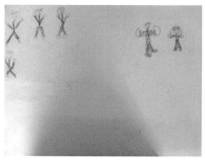
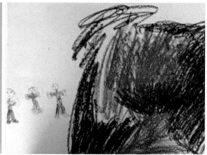

① 재료: 도화지, 연필, 사인펜, 크레파스

② 기법: 감정차트

③ 목적: 자신이 가진 기쁨과 슬픔, 분노 등을 그림으로 표현함으로써 억압된 감정을 분출하고 자신의 감정들을 인식할 수 있다.

④ 치료

의욕이 전혀 없는 모습이었고 치료사와 대화도 거의 나누려고 하지 않았다. 감정차트를 그릴 것이라고 이야기하고 먼저 '1. 기분이 좋을 때'를 그려 보라고 했다. 생각해 보지도 않고 갈색 사인펜을 꺼내 막대형태의 사람들을 그렸다. 치료사가 제대로 된 사람형태로 그려 보도록 하자 같은 색으로 두껍게 색칠하였다. 다음으로 '2. 화가 날 때'를 그리라고 하였는데 똑같은 색으로 대충 그렸다.

치료사가 처음 그리던 도화지를 접어서 보이지 않게 하고 새로운 도화지를 주면서 '3. 슬플 때'를 그리도록 하자 1, 2번과는 다르게 다른 색을 골라 좀 더 꼼꼼히 그리기 시작했다. 마지막으로 '4. 분노의 화산'을 표현하며 치료사와 분담하여 만드는 과정에서 점차 즐거워하며 성취감도 느끼는 모습이었다. 또한 치료사와 분노에 관한 이야기 등을 하며 대화에도 적극적으로 참여하는 모습이었다. 분노를 화산으로 표현하고 보라색은 스트레스, 검은색은 내면의 억울함, 밖의 파란색은 응어리라고 표현하였다. 완성 후, 작품을 보며 만족감과 성취감을 느끼는 모습이었다.

:: 사례: 김OO(15세, 남, 우울증)

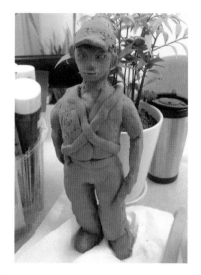

① 재료: 점토, 점토도구

② 기법: 점토를 이용해 자유롭게 만들기

③ 목적

－점토작업을 통한 긴장이완과 스트레스 완화

－자유로운 내면의 표현과 억압된 감정의 발산

④ 치료

점토를 만지면서 연상되는 물체를 만들라고 제시하였으나 의욕이 전혀

없는 모습이었고, 치료사와 대화도 거의 나누려고 하지 않았다. '그냥 사

람'을 만들겠다고 하면서 자신 없는 태도를 보였다. 치료사와 분담하여

만드는 과정에서 점차 즐거워하며 성취감도 느끼는 모습이었다. 또한 치

료사와도 평소 취미나 게임 이야기 등을 하며 치료사에게 마음을 열고 대

화에도 적극적으로 참여하는 모습이었다. 만들면서 '경찰'이라는 주제를

잡고 묘사를 하였으며, 환경미화원과 비슷하다는 말에 웃음을 터트리며 즐거워했다. 총과 몽둥이, 모자, 허리띠 등 경찰을 상징하는 물체를 세부적으로 만들면서 집중하는 모습을 보였다. 완성 후, 작품을 세우자 크게 만족스러워하였다.

:: 사례: 김OO(15세, 남, 인터넷중독)

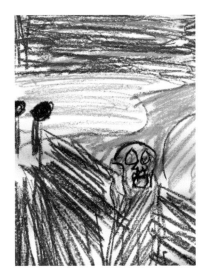

① 재료: 도화지, 오일파스텔

② 기법: 명화 응용하기

③ 목적: 명화 속의 인물에 자신의 감정을 이입해 봄으로써 내면의 억압된 감정을 발산할 수 있다.

④ 치료

화가 난 듯한 표정으로 치료실에 들어와 힘없이 앉았다. 평소보다 이른

시간에 시작해서 많이 졸려 하고, 의욕이 없는 모습이었다. 치료사가 명화를 보고 따라 그릴 것을 설명해 주고, 서양 명화 그림들 밀레의 '만종', 보티첼리의 '비너스의 탄생', 뭉크의 '절규'를 제시해 준 뒤 마음에 드는 작품을 골라 보라고 했다. 큰 고민 없이 뭉크의 '절규'를 선택하였다.

명화의 원본 색상보다 진하고 원색적인 색상을 선택하여 거칠게 색칠하였고, 색칠하는 과정에서 점차 희열을 느끼며 집중하는 모습을 보였다. 작가의 심정은 어땠을지 묻자 작가는 이 작품을 그리는 도중에 화가 난 상태일 것 같다고 설명하였다. 그림 속의 인물은 어떠한 상황인 것 같은지 묻자 혼란스럽고 화가 나 있으며 불안한 상황이라고 하였다.

:: 사례: 이OO(12세, 남, 불안·주의산만)

소극적이고 자신감이 결여되어 매사에 불안해하는 모습을 보이는 학생이다. 또한 주의가 산만하고 거짓말을 자주 하고 실패나 비관을 두려워하며 매사에 소극적인 방어적 행동들을 한다. 일반적으로 낮은 자기존중감을 가지고 있어 미술치료를 통해 불안을 완화하고 자존감을 향상하며 학교생활에 적응시키고자 하였다.

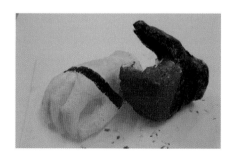

① 재료: 석고붕대

② 기법: 손 본뜨기

③ 목적

　－정서적 안정 및 자신에 대한 긍정적 신체인식의 기회를 갖는다.

　－작품을 통한 성취감과 자신감을 강화하고 자아존중감을 향상한다.

④ 치료

위축된 모습으로 치료실에 들어왔다. 치료사가 석고붕대에 대해 설명해 주고, 석고붕대를 사용하여 자신의 손을 표현하도록 하였다. 석고붕대를 처음 사용해 본다고 말하면서 신기하다고 하였다. 처음에는 'OK'를 표현 하였으나 자신감이 부족하고 소극적인 모습을 보여 정확한 형태가 나타 나지 않았다.

색채 또한 노란색, 연두색을 사용하여 연한 색을 사용하여 채색하였다. 중간에 빨간색으로 선을 그어 정리를 시켰다고 하였다. 다른 손을 만들 때는 "Good"을 표현한 손을 만들어 주었다. 파란색과 강한 형광 핑크색 을 사용하여 채색하였으며 마음에 든다고 이야기하였다.

석고붕대의 흰색 부분이 안 보이도록 천천히, 꼼꼼하게 채색하였으며 자 신의 손이 완성되었을 때는 환한 미소를 보였다.

:: 사례: 이○○(12세, 남, 우울·불안)

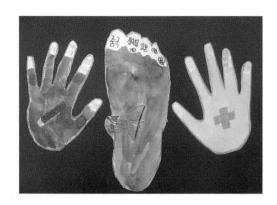

① 재료: 검은색 색도화지, 물감, 붓, 팔레트, 크레파스

② 기법: 손발을 본떠 그리고, 좋아하는 것과 싫어하는 것 쓰기

③ 목적: 신체인식과 자기 이해를 돕고 내면의 통합을 유도한다.

④ 치료

오른손, 왼손을 따라서 그리고 오른손은 좋아하는 것을, 왼손은 싫어하는 것을 표현하였다. 좋아하는 것은 mp3, 상품권, 컴퓨터였고, 그 가운데 가장 되고 싶은 것은 공부를 잘해서 의사가 되는 것이라고 설명했다. 싫어하는 것은 게, 해파리, 엄마가 화내실 때이고 가장 싫은 것은 공부라고 하였다.

발의 모양은 치료사의 도움으로 그렸다. 발에는 가고 싶은 장소를 썼는데, 중국, 일본, 이집트 등이었고 그 가운데 가장 가고 싶은 곳은 올림픽을 하고 있는 중국이라고 하였다. 치료사와 이야기하는 가운데 학업에 대한 강한 스트레스와 자신감 없는 모습을 보였고, 학업과 관련하여 엄마에 대한 두려움을 표현하였다. 반면 자신이 좋아하는 것을 설명하면서는 활기찬 모습을 보였다.

:: 사례: 정OO(12세, 남, 우울증)

우울증이 있는 청소년으로 자신감이 결여되어 있으며, 공부를 제대로 하지 않아 성적이 많이 떨어졌으며 자신의 생활이나 취미 등에 대한 흥미도 없는 상태이다. 학교에서도 교우관계가 없으며 소극적으로 생활한다. 맞벌이 가족으로 부모님보다는 키워 주신 할아버지에 대한 강한 애착을 보이며, 부모와의 의사소통이 거의 이루어지지 않는다.

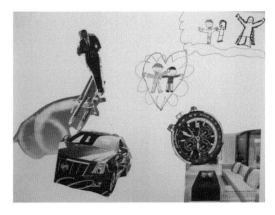

① 재료: 4절 도화지, 잡지, 풀, 가위, 마커

② 기법: 콜라주

③ 목적: 사진을 통해 자신의 내면을 표출하고, 자신의 현재 감정을 인식하며 통합한다.

④ 치료

비행기를 처음에 골라서 오렸다. 어디에 가고 싶은지 물어보자 지금 사는 곳이 좋고 떠나기 싫으며 여행은 다리가 아파서 싫다고 했다. 그러면 비행기에 누굴 태웠으면 좋겠는지 물어보자 할아버지를 태워 미국에 보내드리고 싶다고 했다. 그 이유는 넓은 세상을 보여드리고 싶기 때문이라고 했다. 좋아하는 것은 없고 게임하는 것만 좋다고 하였다. 게임은 스트레스를 풀기 위해서 한다고 했다. 친한 친구가 있는데 방학 동안에는 연락을 하지 않고 따로 할 말이 없다고 했다. 두 번째는 남자를 오렸는데 할아버지의 여행 매니저라고 하였다. 할아버지께서 용돈을 주셔서 좋아한다고 하며 할아버지에 대한 이야기를 많이 했다. 할아버지가 돌아가신 할머니랑 하나님이랑 천국에 계신데 자신이 어릴 적 못된 짓을 많이 해서 할아버지를 다시 살려서 비행기에 태워 미국에 같이 가고 싶다고 말했다.

시계와 소파를 붙이며 가족과 함께 살면서 시간이 가도 죽지 않고 평안히 살았으면 좋겠다고 했다. 그림을 그리면서 하트 안에는 할아버지와 자신이고 구름에는 할아버지께서 돌아가신 할머니와 하나님과 함께 계신다고 말했다.

:: 사례: 오○○(14세, 여, 틱장애)

환우는 자신이 지금 왜 이러고 있는지 모르겠다고 이야기하며, 자신은 학교에서의 생활이 쉽지 않으며 친구들과 가족들 모두 자신을 이해해 주지 않고 오해를 하는 것 같아 답답하고 슬프다고 하였다. 가끔씩 내가 내가 아닌 것 같다는 생각이 든다고 말하며, 자신은 사람이 많아 북적이는 곳은 머리가 아파진다고 하였다. 자신의 행동이 마음에 들지 않을 경우 종종 자신의 몸을 때리는 등의 자해행동을 보이기도 하며, 환우는 기분이 좋았을 때와 나빴을 때의 행동의 변화가 크며 학기가 시작하는 초기에는 항상 다른 형태의 틱이 생겨 왔었다.

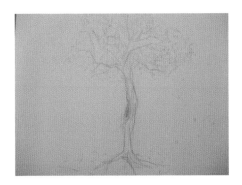

① 재료: 16절 도화지, 연필, 지우개

② 기법: 나무그림 그리기

③ 목적: 자아상의 표현

④ 치료

환우는 자신이 가정 내에서의 생활과 학교생활에 많은 두려움을 가지고 있었다. 가족과 친구들 모두가 자신을 이해해 주지 않는다는 생각과 대인관계를 맺을 때 자기중심적인 모습들은 미술치료 회기를 거듭하는 과정에서 자신보다는 상대방을 먼저 이해할 수 있는 모습으로 바뀌어 나가기 시작했다. 환우는 그림 그리는 작업을 흥미로워하였다. 초기 자신을 드러내는 그림들에 당황하고 거부하는 행동을 보이기도 했으나 이후 곧 거부감이 줄고 오히려 편안하게 적응하며 매 회기 호기심과 관심을 가지고 자신을 탐색하며 참여하기 시작하였다. 학기 중간에 미술치료를 시작하였으며 새로운 학기를 맞이했을 때에는 매 학기가 시작될 때면 나타나던 틱은 나타나지 않았으며, 또래 관계를 형성할 수 있게 되었다.

:: 사례: 강OO(14세, 여, 품행장애)

환우는 부모님의 이혼을 받아들이지 못하고 있으며, 자신이 버림받았으며, 부모님이 자신을 소중히 여기지 않는다고 생각하였다. 집에 있는 것보다는 집이 아닌 다른 곳에서 친구들과 함께하는 시간을 더 재미있고 중요하게 여겼으며, 친구들과 함께하는 시간을 가장 행복해하였다. 학교의 규율에 대해 불만이 많았으며, 선생님들과의 의견충돌과 오해가 짜증이 난다며 근래 들어 등교를 거부하거나 무단이탈을 자주 하였다.

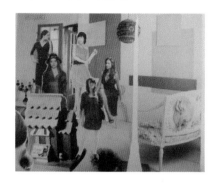

① 재료: 8절, 4절 도화지, 다양한 종류의 잡지 및 사진, 풀, 가위, 채색도구

② 기법: 콜라주

③ 목적: 다양한 이미지를 통한 자신의 욕구 표현

④ 치료

여러 가지 사진이 담긴 잡지 등에서 환우는 집을 가장 먼저 선택하였으며, 자신의 방을 꾸미고 싶다고 말하며, 소파와 그림 등을 골랐다. 꾸밀 방의 소품들과 배경이 완성되자 자신의 방에는 손님이 많기 때문에 작은 도화지보다는 큰 도화지를 사용하고 싶다고 이야기하고, 4절 도화지를 선택하였다. 화려한 의상의 여성 사진을 골라 좌측에 붙여 놓고는 모두

자신의 친구라 말하며 '파티'를 하고 있는 중이라고 하였다. 환우는 부모님의 이혼으로 인한 상실감과 자아정체성의 혼란으로 인한 정서적인 불안과 욕구불만이 품행의 장애로 나타났다. 이에 내면의 욕구 및 감정의 표출을 통한 감정의 정화와 정서적 안정에 그 목적을 두고 치료하였다.

:: 사례: 김OO(16세, 남, 품행장애)

가출과 무단결석이 잦고, 학교 기물을 파손하고 심한 욕을 하거나 폭력을 휘두르는 일이 자주 발생하여 학교로부터 상담 의뢰를 받은 사례이다.

부모님의 이혼으로 어머니와 여동생, 세 식구가 살고 있으며 경제적인 어려움으로 어머니가 밤늦게까지 일을 하시고 여동생은 모범적인 편이나 오빠를 한심해하고 무시하는 말을 자주 한다고 한다. 학업을 포기한 지 오래지만 학교만이라도 무사히 졸업하라는 어머니의 간절한 소원으로 마지못해 겨우 학교에 다니고 있다.

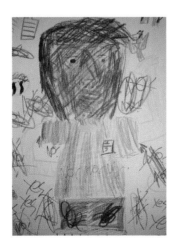

① 재료: 사인펜, 색연필, 도화지

② 기법: 자화상 그리기

③ 목적: 자신이 지각하고 있는 현재의 모습에 대해 인식하고 부정적 감정을 표출하게 한다.

④ 치료

전혀 관심 없다는 듯 치료실을 둘러보며 "뭐하면 돼요?"라고 다소 불만스럽게 이야기하였다. 지금 여기에 온 기분이 어떤지, 왜 자신이 여기에 와 있다고 생각하는지에 대한 이야기를 나누면서 처음보다 다소 누그러진 모습을 볼 수 있었다. 이후 자신의 모습에 대해 표현해 보자고 하자 "에이, 자신 없는데. 이런 거 꼭 해야 해요?"라고 혼잣말처럼 이야기하더니 아무 색이나 선택해서 도화지 안에 자신의 전신상 전체를 그려 넣었다. 그리다 말고 "이상하다"며 피식 웃더니 "색도 칠해요?" 하였고, "술을 먹고 얼굴이 빨개져서 소리치고 욕하는 축구선수 모습"이라고 하였다.

자화상 주변으로 자신과 관련된 것들을 더 추가적으로 그려 봐도 좋다고 하자 '술, 담배'를 그려 넣었고 NO와 YES를 여러 번 반복해서 적더니 NO에는 계속 X를 치며 감정 표현을 하였다. 혼란스러운 감정들과 함께 감정적 변화가 있는 듯하여 충분히 기다려 준 다음, 기분이 어떤지 물어보자 대답은 하지 않고 빈 곳에 울고 있는 얼굴을 하나 그려 넣고는 치료사를 쳐다보고 대답을 대신하였다. 이렇게 자신이 생각지도 못했는데 자신의 감정이 드러나자 조금 당황하는 눈치였으나 충분히 수용받은 경험 이후로 점차 편한 모습을 보이며 자신에 대해 많은 생각들을 진지하게 해 보는 작업들을 받아들이게 되었고 점차 안정적인 학교생활을 보이고 있다.

:: 사례: 서OO(14세, 남, 인터넷게임 중독)

초등학교 6학년 때부터 시작된 인터넷게임 중독으로 학업이나 또래 관계가 제대로 이루어지지 못하였고, 근래에는 새벽까지 게임에 빠져 컴퓨터 앞에 있다가 매일 학교에 지각하고 학교 수업시간에는 계속 잠만 자는 일이 반복되어 의뢰하였다. 부모님이 같이 가게를 운영하셔서 새벽까지 집에 계시지 않아 아동의 생활을 통제해 줄 사람이 주변에 부재하고, 혼자 있을 때는 끼니마저도 거른 채 컴퓨터에만 의존하고 있는 심각한 상황이었다.

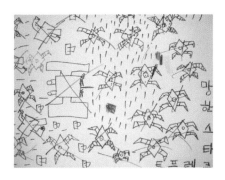

① 재료: 사인펜, 색연필, 4절 도화지
② 기법: 자유화
③ 목적: 아동의 욕구를 수용하여 자기개방을 촉진하게 돕고 자신의 현재 상태를 인식하게 돕는다.
④ 치료

게임을 할 때가 가장 신난다고 하면서 "게임 같은 것도 그려도 돼요?"라고 물어보고는 스타그래프트의 한 장면을 그림으로 그렸다. 그림 속에 자기편과 상대편을 나누고 실제 공격하는 액션을 취하며 마치 게임 상황처럼 표현하였다. 마지막에는 자신이 졌다고 하며 '망한 스타크래프트'라고 제목을 붙였다. 표현한 그림에 대해 관심을 표현하고 충분히 수용받는 느낌이 들게 하자 서서히 마음의 문을 열기 시작하였고, 밤늦게까지 집에 혼자 있는 현실이 무섭고 싫었다고 하면서 게임에 빠져 있는 자신이 싫기도 하지만 항상 컴퓨터 앞에 앉아 있게 된다고 하면서 이제는 자신도 어쩔 수가 없다고 이야기하였다.

대상 청소년은 게임으로 공격성을 발산하고 '게임의 고수' 등 지위도 얻으며 현실에 없는 즐거움을 충족하고 있었던 것이다. 치료과정에서 현실 이해와 함께 내면의 다양한 소리에 충분히 귀 기울였고, 적극적인 행동치료 접근이 수반되었다. 이 경우 '욕구를 조절하는 능력'을 길러 주어야 하였으므로, 미리 시간을 정해 두고 스스로 컴퓨터 *끄기*, 컴퓨터 사용일지를 기록하여 컴퓨터를 켠 시각과 끈 시각, 총 사용시간, 사용내역 등을 기록하게 하여 매 회기 치료사가 점검자의 역할을 하였다.

또한 적극적인 환경 변화가 있어야 하므로 부모상담을 통해 상황의 심각성을 전달하고 무엇보다 부모님의 적극적인 협조와 도움이 최우선적으로 필요하다는 것을 이해시켜 드렸다. 이후 어머니가 오후 시간은 집에서 계시면서 충분한 관심을 기울였고, 현재는 하루에 정해진 시간에만 게임을 할 수 있을 정도로 통제력을 가지게 되었다.

:: 사례: 박○○(19세, 남, 새터민)

가족은 모두 북에 있고 자신만 탈북하여 남한에 혼자 살면서 대학입시를 준비 중이다. 평소 그룹미술시간에도 다른 사람들보다 방어와 경계가 강했고,

그림에서 불안감과 공격성을 나타냈다. 미술에 대한 부담감을 줄이고, 자연스럽게 내면을 표출하고 긴장을 이완하고자 먹과 신문지를 이용하여 자유롭게 표현해 보고자 하였다.

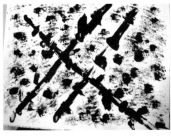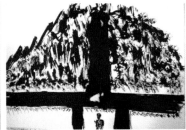

① 재료: 도화지, 먹물, 신문지

② 기법: 신문지와 먹물을 사용하여 자유롭게 표현하기

③ 목적

　－새로운 매체와 기법을 통해 방어를 감소하고 긴장을 이완한다.

　－내면의 감정과 욕구를 자유롭게 표출하고 인식한다.

④ 치료

　치료사가 먹물과 신문지를 주고 붓이 아닌 신문지와 먹을 이용해 찍거나 그려 보라고 하자, 처음엔 신문지를 돌돌 말아 점을 찍고, 강한 선을 그으며 감정을 표출했다. 한 장을 다 완성하자 마음의 안정을 찾았는지 다른 한 장을 더 달라고 요구하고 그림을 그리기 시작했다. 굵게 수평선을 그리고 그 위에 산을 그리고 산 위로 난 길을 그렸다. 수평선 아래에는 사람을 그리더니 그 양쪽 옆으로 수직선 두 개를 그려 사람을 가두었다. 이 사람이 어떤 상황이냐고 묻자 답답하다고 대답했다. 산을 넘어가고 싶지만 강한 벽으로 막혀 갈 수 없는, 소외되고 외로운 본인의 고독감을 표출한 것으로 보인다.

PART 05
청소년 집단미술치료

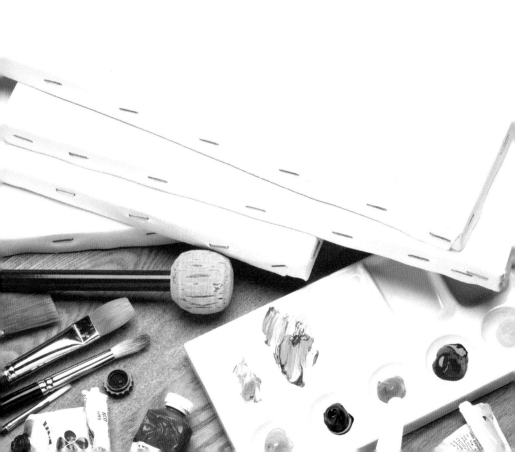

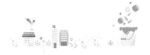

Part 05

청소년 집단미술치료

1. 집단미술치료의 개념

집단미술치료는 집단심리치료에 미술치료를 도입한 것으로 미술치료의 특성을 개인이 아닌 집단에 적용한 것이다. 따라서 치료자와 대상이 일대일의 관계가 아닌 일대다가 된다. 집단미술치료에서 매개체가 되는 미술은 집단원의 내면에 간직된 감정을 자연스럽게 드러내는 것을 돕고, 언어로 자신을 표현할 때 느끼는 감정의 위기를 완화할 수 있으며, 카타르시스 효과를 가지는 것과 함께 감정교류의 조정역할을 한다. 따라서 집단미술치료는 집단 속에서 자신에 대한 인식과 수용의 기회를 제공하고 집단원들과의 관계를 통하여 사회참여의 기회 및 대인관계 기술을 습득할 수 있다. 웨이드슨(Wadeson, 1987)은 이러한 집단미술치료의 과정을 이미지를 만드는 과정(Image-making)과 집단원 각자가 만든 이미지에 대한 느낌과 생각을 나누는 과정(Sharing of image)으로 나누었다.

2. 집단미술치료의 치료적인 효과

집단미술치료에서 '집단'은 단순히 개인들의 집합체가 아니라 상호작용을 통하여 변화를 추구하는 역동적인 관계이므로 다음과 같은 다양한 치료적인 효과가 있다.

첫째, 자신의 경험을 자발적으로 쉽게 표현하도록 돕는다. 즉, 집단원 상호 간의 친밀한 관계가 형성되기 전이라도 색연필, 물감, 사인펜, 찰흙 등의 미술 재료는 이미 각 개인에게 친숙한 상태이기 때문에 쉽게 자신의 내면적 경험을 표현할 수 있다.

둘째, 집단미술치료는 자신의 감정을 미술에 표현하도록 하기 때문에 자기 표출을 위협적으로 느껴 집단을 회피하는 사람들에게 자유로운 감정 표출의 기회를 제공함으로써 감정의 정화를 경험할 수 있다.

셋째, 미술 작품 자체가 집단과 개인에게 상징적 의미를 줄 수 있어 언어적 표현이 어려운 사람에게도 자기표현의 기회를 줄 수 있다.

넷째, 집단원 모두가 동시에 개인적 경험과 집단 경험을 함께할 수 있다. 개인적인 작품 제작시간은 사적인 경험의 시간이며, 다른 집단원과 작품을 감상하며 서로의 작품에 대한 이야기를 나누는 시간은 공적인 경험의 시간이다. 이러한 과정에서 작품은 개인과 집단 모두에 다양한 의미를 주고 집단원 간의 개인차와 보편성을 쉽게 인식하게 한다.

다섯째, 미술은 상호작용을 쉽게 유발시키고, 의식의 검열을 적게 받도록 하기 때문에 문제행동양식이 빨리 의식될 뿐만 아니라 서로가 유사한 문제를 함께 공유하고 서로를 통해 문제해결의 도움을 주고받게 되는데 이러한 이타적인 문제해결의 과정은 도움을 받는 사람이나 주는 사람 모두에게 치유적인 요소로 작용한다.

여섯째, 집단원은 자신의 그림이나 작품을 창작하거나 서로의 생각과 느낌을 이야기함으로써 감정이입의 경험을 하게 된다. 또한 서로 간에 다양한 사회적 역할 모델을 제공하면서 상호작용을 하게 됨으로써 사회화 기술 및 대인관계 기술을 학습할 수 있다.

3. 청소년 집단미술치료

청소년기의 가장 두드러진 심리적 특성은 자아정체성의 확립과 독립의 요구에 따른 '심리적 이유기' 현상이다. 이 발달 단계에서 청소년은 부모와 다른 중요한 사람에게 계속적으로 의존하고 싶으면서도 한편으로는 독립하고 싶은 욕구를 갖게 되는데, 의존과 독립의 욕구 간에 균형을 유지하고자 할 때 내적 갈등과 위기를 경험한다.

청소년은 부모로부터 심리적인 독립이 일어나는 시기이므로 가족보다는 또래 관계가 중요한 대인관계로 자리 잡게 되며 친구의 영향력이 증대된다. 그러므로 집단지향적인 청소년들의 특성상 동료들과 관심사를 이야기하고, 상호지지적이고, 동료에 의한 변화에 더 개방적이며 언어적 수단 이외에 시각적 매체를 이용하여 무언가 활동할 수 있는 기회를 제공하는 집단미술치료는 어른과 함께 뭔가 다른 문제를 이야기해야 하는 일반적인 집단상담에 비하여 비교해 덜 겁나는 활동이다.

청소년 집단미술치료에서 또래들의 작품은 집단의 관심과 지지를 얻는 명백한 증거가 된다. 만약 고통에 빠진 집단원이 다른 집단원들로부터 위로의 그림을 받는다면 그들은 긍정적 감정을 갖게 된다. 게다가 집단에서 제공되는 대안적인 해결책은 집단원이나 집단원 가족 모두가 시도했던 것과는 현저하게 다른 해결책이 될 수 있다.

청소년에게 집단미술치료가 제공할 수 있는 장점은 무엇보다 치료자로부터 방해를 받지 않고 청소년으로 하여금 자신의 표현에 대해 통제할 수 있도록 한다는 점이다. 즉, 자신이 언어적으로 또는 시각적으로 표현하고 싶은 것만 작품을 통해 나타낼 수 있다. 그리고 자신의 독창성을 나타낼 수 있는 매개체를 찾을 수 있는데 이러한 창조적이며 자발적인 경험은 정서적인 유쾌함을 준다는 것이다. 또한 작품을 통해 청소년은 자신의 딜레마를 표현할 수 있고 새로운 눈으로 자신의 문제를 볼 수 있는 길을 발견한다.

청소년 집단미술치료를 실시함에 있어서 집단의 구성 및 치료자의 역할과 프로그램 진행의 기본적인 내용은 다음과 같다.

1) 집단의 크기

집단미술활동에서 집단의 크기는 다른 집단원과 시각적·언어적 접촉이 유지되면서 상호작용, 즉 집단역동을 일으키기에 충분한 인원으로 구성되어야 한다. 청소년 집단미술치료의 경우 대략 6~12명 정도가 적당하나 행동통제가 어려운 경우에는 4명 정도로 구성할 수도 있다.

일반적으로 구성원의 수가 4명보다 적으면 집단활동 중 대화와 사고의 범위가 제한되고 집단원 간의 상호작용을 통한 치료적 효과를 기대하기 어렵다. 구성원의 수가 15명이 넘을 경우에 몇몇 구성원들은 참여와 관여를 제대로 할 수 없거나 회피할 수 있으므로 이때에는 보조 치료사와 협동으로 미술치료를 진행하는 것이 좋다. 집단의 구성원이 많을 경우에는 6명 정도를 하나의 소그룹으로 나누어 진행하는 것이 집단응집력을 좀 더 촉진시켜 준다.

2) 집단미술치료 회기 및 환경

집단미술치료의 회기는 일반적으로 1주일에 1회 진행한다. 1회당 진행 시간은 1~2시간 이내가 적당한데 2시간을 진행하는 경우는 중간에 10분 정도의 휴식 시간을 갖는다.

치료 공간 설정은 치료자가 보통 정해진 자리에 앉고 집단원은 자유롭게 좌석을 선택하지만 이것은 집단의 특성에 따라 다르게 적용될 수 있다. 집단치료의 환경은 집단원의 수와 특성에 따라 공간의 크기나 분위기도 다르게 적용되어야 한다.

집단미술치료를 하기 위해서는 5~6명이 1조가 되어 작업할 수 있는 큰 책상이 필요하고, 미술치료에 있어서 방의 크기는 너무 크지 않으며 외부로부터 소음에 의해 방해를 받지 않아 집단원이 서로 잘 볼 수 있고 잘 들을 수 있는 공간이어야 한다. 충분한 채광, 기본적인 미술도구, 녹음시설 등을 갖추어야 하고 원형으로 앉는 것이 효과적이며, 등받이가 있는 의자를 내담자가 자유롭게 골라 앉도록 하는 것이 중요하다.

3) 청소년 집단미술치료의 구성

(1) 지시적과 비지시적 구성

집단미술치료의 구성은 집단원들에게 주제와 재료를 제공하는 지시적인 방법과 비지시적인 방법이 있다. 이 방법들은 집단의 크기, 치료기간, 집단원의 성향, 집단의 진행단계 등에 따라 다르게 적용된다. 대체로 치료기간이 장기적이고, 집단원의 자아능력을 신뢰할 수 있을 때 비지시적인 방법이 적합하다. 반면에 지시적인 방법은 단기적이거나 집단원의 자아능력이 미성숙할 때, 또 집단 초기에 시작의 어려움이 있거나 미술에 대한 고정관념이 강한 경우 유용하다.

일반적으로 집단미술치료에서는 어느 한 가지 방법만으로 구성하기보다 지시적인 방법과 비지시적인 방법을 함께 구성하는 경우가 많다.

(2) 발달 단계에 따른 구성

청소년의 발달은 일반적으로 세 단계로 나눌 수 있다. 초기 청소년, 중기 청소년, 후기 단계의 청소년인데 이러한 구분은 편의에 의한 것이며, 보통 초등학교, 중학교, 고등학교 순으로 맞춰진다.

만약 집단원들이 서로 다른 발달 단계에 있다면 서로 간의 의사소통을 제대로 하지 못할 것이고, 상호 간의 역동이 일어나기 어렵기 때문에 집단에서 지루함을 느낄 것이다. 따라서 치료자는 집단원의 성숙 정도를 알고 있어야 하고 비슷한 문제를 지니고 발달 정도가 비슷한 청소년들로 집단을 구성하는 것이 좋다. 예를 들어 초기 청소년 집단은 동성으로 집단을 이루었을 때 좀 더 협동적이다. 이에 비해 15~18세 사이의 청소년은 일반적으로 불안을 더 견딜 수 있고 이성과 함께하는 집단에서 상호 작용하는 방법을 배우는 것이 중요하다. 하지만 예를 들어 7명의 남자 청소년과 1명의 여자 청소년은 불안을 지나치게 야기할 수 있다. 이때에는 여자와 남자 청소년의 비율이 비슷하게 되도록 구성하는 것이 좋다.

(3) 개방적, 또는 폐쇄적 집단의 구성

개방적 집단미술치료의 경우는 특정한 시간과 장소에서 1회기로 진행되거나 집단의 구성원들이 수시로 바뀌면서 진행된다. 반면에 폐쇄적 집단은 집단 구성원들이 갑자기 들어오거나 나가지 않기 때문에 혼란스럽거나 집단이 분열되지 않은 채로 집단의 성장과정을 이끌어 가고 평가할 수 있다.

폐쇄적 집단의 경우 일단 집단원이 정규적으로 치료에 참석하기 시작하면 초기에 서로의 신뢰감을 쌓아 가는 기간이 필요하다. 따라서 일반적으로 폐쇄적인 집단의 구성은 초기단계로 되돌리지 않는 한 새로운 집단원을 소개시키는 것은 매우 어려운 일이다. 따라서 새로운 친구가 안정되어 있는 집단에 꼭 들어와야 한다면 몇 주 전에 기존의 집단원들에게 미리 알려 주고 심리적으로 새로운 친구를 받아들일 수 있는 마음을 준비시키는 것이 필요하다.

4) 치료자의 역할

치료자의 역할은 집단원의 성향, 크기, 목표, 치료기간 등에 의해 결정되지만 크게 정서적 지지자와 기술적 보조자의 역할로 나누어 볼 수 있다.

(1) 정서적 지지자

정서적 지지자란 집단원이 자신의 문제에 직면할 수 있도록 수용적인 태도와 통찰능력을 가지고 집단원을 반영하고 문제를 명료화시켜 주는 것을 말한다.

일반적으로 청소년 집단은 느리게 형성된다. 치료자는 집단이 미리 생각했던 시간 내에 기능할 것이라고 기대하지 않아야 한다. 치료자는 너무 일찍 집단을 이끌고 너무 일찍 집단원이 자신을 노출하기를 기대해서는 안 된다. 십대가 고통스러운 상황에서 빠져나오고 싶을 만큼 너무 절망적이어서 자신을 즉시 개방하거나, 가족의 비밀을 나타내는 미술작품에서 자신들의 상처의 모든 자세한 부분을 묘사할 때까지 기다리는 시간이 필요하며 그들을 수용해 주기 위해 노력해야 한다.

'수용'은 내담자의 감정이나 행동을 받아주는 것을 말하는데 두서가 없는 언어적 표현이나, 너무 작게 말하거나 때로는 청소년들의 무례함에 대하여서 도덕적 판단이나 비난을 하지 않고 경청하고 공감하는 태도로 집단원들을 받아들이는 것이다. 만약 그림을 통해서 한다면 시각적 표현을 언어적 표현으로 바꾸어 주는 것도 한 방법이다.

이러한 치료자의 태도는 집단미술치료에서 자신을 표현하는 것에 대한 거부감을 줄여 주며 자신이 존중받는다는 경험을 제공하고 타인과의 사회적인 관계를 맺는 기술적인 면에서 좋은 본보기가 된다.

(2) 기술적 보조자

기술적 보조자는 집단원들이 미술재료를 사용할 때 기술적으로 좌절하지 않도록 도와주는 역할이다. 따라서 치료사는 미술매체에 대한 지식과 사용 기술, 감각 등이 필요하다. 이때 치료자는 집단원이 기술적으로 능력이 부족한 상황인지, 아니면 치료자에게 습관적으로 의존하는 상태인지를 잘 관찰해야 한다.

집단미술치료에서는 집단원들이 다른 사람의 그림과 표현되는 감정에 계속 관심을 갖게 해야 하지만 절대로 압박을 주어서는 안 된다. 또한 미술치료가 진행될수록 치료자의 비중은 작아지고 집단원 상호 간의 역할이 커질 수 있는 분위기가 되도록 치료자는 노력해야 한다.

치료자는 작품을 잘 보관하고, 진행 과정 및 변화에 유의하여 집단의 움직임을 예측하고 대처해야 한다.

청소년들은 치료자의 모범행동을 관찰함으로써 배우지만 치료자의 행동이 그들에게 도움이 될 정도로 완벽할 필요는 없다. 치료자가 자신의 개인적 경험이나 문제를 드러내는 적절한 자기 노출이 청소년들과 치료자가 친밀한 관계를 잘 맺는 데에 도움이 되기도 한다.

5) 과정 및 진행 단계

집단미술치료에서 프로그램의 선택은 집단의 성격과 상황에 따라 다르게 적용된다. 집단미술치료의 전체 회기는 일반적으로 초기, 중기, 후기, 종결단계로 나눌 수 있고, 회기 내에서의 집단미술치료의 과정은 도입, 활동, 토론의 순서로 진행된다.

(1) 진행단계

① 초기: 초기단계에는 서로를 소개하는 프로그램, 미술재료 탐색과 매체를 다루는 프로그램이나 긴장감을 완화하는 프로그램 등을 활용하여 자기표현이 활발해지고 친밀감이 형성될 수 있도록 한다.

② 중기: 중기에는 집단에서 위치 확보를 위해 경쟁적 관계를 이루게 되는데 이때에는 서로 상호 작용하며 알아 갈 수 있는 프로그램으로 한다.

③ 후기: 후기에는 집단의 성격에 따라 좀 더 협동력과 조직력이 필요한 프로그램을 통해 집단의식을 키울 수 있고, 자신을 전체적으로 바라보고

정리하는 자아개념 프로그램을 가질 수도 있다.

④ 종결: 종결기에는 실생활과 연결될 수 있는 프로그램으로, 이제까지의 과정을 돌아보는 시간을 가지고 긍정적 자아개념이나 대인관계 기술 향상 등 미래지향적인 프로그램을 제시하면 된다.

(2) 과정

① 도입: 도입 부분은 서로 친밀해지면서 편안한 분위기를 조성하는 것이 중요하다. 이 시기에 치료목표를 설정하고, 미술치료에 대한 전반적 설명과 규칙을 정할 수 있다. 이미 진행 중일 때는 그 시간의 활동에 대해 간단히 설명하는 것이 좋다.

② 활동: 활동시간에는 활동 자체에 몰입하여 깊은 경험을 할 수 있도록 불필요한 대화를 하지 않고, 집단원의 시각적 표현을 언어적으로 반영해 주는 정도가 적합하다. 또한 작품을 완성하는 과정과 시간의 개인차가 있는 것을 고려하면서도 집단원 간의 상호작용을 위하여 시간제한을 언급하여 집단원들이 스스로 시간을 조절할 수 있게 할 필요가 있다.

③ 토론: 토론 부분에서는 먼저 자신의 작품을 다시 살펴보도록 하는 과정이 필요하다. 재료를 다룰 때의 느낌이나 직업 동안의 느낌과 작품을 완성한 후의 느낌을 서로 이야기하는데 집단원의 성향과 수준에 따라 조절될 수 있다. 이 과정에서 치료자와 집단원, 집단원과 집단원, 집단원과 작품 사이에 상호작용이 일어난다.

4. 청소년 집단미술치료 프로그램

개인미술치료에서 사용되는 여러 가지 미술치료 기법과 프로그램은 집단미술치료에서도 동일하게 사용될 수 있다. 그러나 집단미술치료에서는 특히 집단 속에서 자신을 표현하고 다른 사람들에게 수용받는 경험이 제공되어야 하며 집단의 역동성과 상호 의사소통의 과정을 통한 사회적 역할 및 원만한 대인관계 기술의 향상을 위하여 2인 1조나 조별 활동 또는 집단원 모두가 공동의 작품을 완성하는 등의 사회성 및 협동심을 기르는 프로그램을 진행하게 된다.

개인미술치료에서와 같이 초기와 후기에 집-나무-사람(또는 동적 집-나무-사람) 그림검사, 동적가족화, 동적학교생활화 등의 그림진단 검사를 실시하여 사전, 사후의 그림 결과를 비교하여 집단미술치료의 효과에 대해 평가 분석하는 것이 일반적이며 이때 검사지를 통한 심리 검사를 병행하기도 한다.

지역사회의 청소년 수련관이나 복지관 등에서 실시하는 청소년 집단미술치료는 회기의 수가 다양하나 중·고등학교에서 진행되는 집단미술치료 프로그램은 학교의 연중행사 계획이나 교과 과정 등을 고려할 때 보통 12회기를 초과하기 어렵고 짧게는 4회기에서 10회기 사이로 진행되게 된다.

12회기로 구성된 다음의 청소년 집단미술치료 프로그램은 하나의 예시이다. 프로그램은 집단의 구성과 성격에 따라서 융통성 있게 조절되어야 하며 여기서는 사전, 사후의 그림 진단 검사에 대한 것은 생략하였다.

단계	회기	주제	내용	기대효과
초기	1	자기소개	이름, 별칭 등을 그림으로 표현하여 자기소개하기	친밀감 형성 흥미 유발 긴장 완화
	2	난화	난화를 하고 이야기 꾸미기	
표출	3	찰흙 못난이	'나'를 힘들게 한 대상을 점토를 사용하여 못난이로 만들어 감정 표출하기	긴장 완화 심상 파악 감정 표출 자기 감정 인식
	4	내가 하고 싶은 말/ 듣고 싶은 말	명화를 따라 그리고 그림의 주인공에게 말주머니를 꾸며 자신의 욕구 표현하기	
	5	풍선 얼굴 표정	자신의 감정에 대하여 인식하기	
실천	6	자화상	점토를 이용하여 자신을 표현하기	자신감 및 성취감 향상 긍정적인 자아개념 형성
	7	초상화 팝아트	똑같은 자신의 초상화를 다양한 색깔로 표현하여 다양한 자신의 모습 인식하기	
	8	가장 가보고 싶은 곳	자신 안에 잠재되어 있는 성장 경향성을 발견하기	

1) 초기단계

(1) 자기소개

① 목표 및 기대효과: 집단원 간의 친밀감을 형성한다.

② 재료: 도화지, 색연필이나 사인펜, 크레파스, 연필, 지우개

③ 방법

－도화지를 반으로 접었다가 편다.

－자신의 이름의 뜻과 이제까지 다른 사람이 불러 준 별칭이 있는지, 그 별칭이 마음에 드는지, 각자 앞으로 불리고 싶은 별칭은 무엇인지에 대하여 생각해 본다.

-도화지의 반쪽에는 자신의 이름을 쓰고 모양을 내서 장식을 한다.

-도화지의 다른 반쪽에는 자신이 앞으로 불리고 싶은 별칭을 쓰고 장식을 하거나 상징물로 그린다.

-작업이 끝나면 자신의 이름과 뜻, 앞으로 불리고 싶은 별칭과 그렇게 불리고 싶은 이유 등에 대하여 발표한다.

-소개가 다 끝나면 한쪽 방향으로 옆 사람에게 도화지를 준다.

-도화지를 받은 사람은 옆 사람의 첫인상이나 자기소개를 듣고 난 소감 등에 대한 느낌을 도화지 뒷면에 간단히 적는다.

-위의 작업을 반복하여 자기 것을 돌려받게 되면 친구들이 자신에 대하여 써 준 내용을 읽고 그 느낌을 발표해 본다.

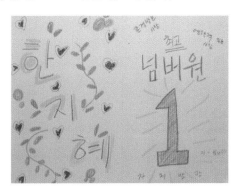

(2) 난화

① 목표 및 기대효과: 긴장감을 완화하여 자유연상을 통한 자신의 욕구나 감정을 표현한다.

② 재료: 도화지, 색연필이나 사인펜, 크레파스

③ 방법

-종이를 준비하여 자신이 좋아하는 도구를 사용하여 눈을 감고 손이 움

직여지는 대로 난화를 그린다.

-난화를 다 그렸다고 느꼈을 때, 눈을 뜨고 그림을 바라본다.

-종이를 천천히 돌려 보면서 특별한 모양이나 형태, 물건 같은 것들의 이미지를 찾을 수 있는지 선과 형태들을 잘 살펴본다.

-원하는 색깔의 색연필이나 사인펜을 사용해서 찾아낸 이미지에 색칠을 하도록 한다. 필요한 경우에는 자신이 찾은 이미지에 세부묘사를 더 할 수도 있다.

-찾은 이미지를 이용하여 이야기를 꾸민 후 발표한다.

-난화를 그릴 때, 이미지를 찾고 색칠할 때, 이미지를 이용하여 이야기를 만들 때, 다른 사람들의 작품을 감상하면서 꾸민 이야기를 듣고 난 후의 생각과 느낌에 대하여 이야기를 나눈다.

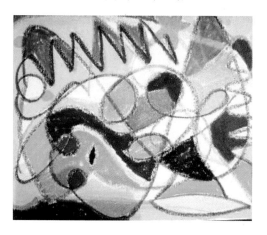

2) 표출단계

(1) 찰흙 못난이

① 목표 및 기대효과: 자신을 힘들게 한 사람이나 상황 등에 대해 억압하

고 있던 감정을 표출한다.

② 재료: 점토, 물그릇, 점토용 칼

③ 방법

-눈을 감고 자신을 가장 힘들게 한 사건이나 사람에 대하여 떠올려 보고 그때의 감정이 어떠했는지 떠올려 본다.

-그때의 감정을 떠올려서 점토를 주무르고, 주먹 또는 손바닥으로 치고, 비틀고 하면서 마음껏 감정을 표출해 본다.

-점토를 이용하여 힘들게 한 대상을 못난이로 만든다. 그 대상을 사실적으로 표현해도 되고, 상징적으로 표현하여도 된다.

-완성된 못난이에게 하고 싶었던 말을 마음껏 해 본다. 또 못난이를 찌르거나 자르는 등 망가뜨리고 싶다고 하면 그것도 허용하여도 된다.

-힘들게 한 대상을 떠올리면서 느낌이 어땠는지, 못난이를 만들고 하고 싶었던 말을 하고 망가뜨렸을 때의 느낌은 어땠는지에 관하여 이야기를 나눈다. 또 집단원들의 발표를 듣고 난 후에 대한 느낌도 이야기해 본다.

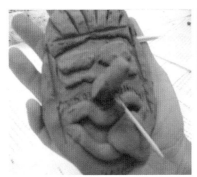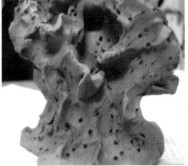

(2) 내가 하고 싶은 말 / 내가 듣고 싶은 말

① 목표 및 기대효과: 긴장감을 완화하여 자신의 내면의 핵심 감정이나 억압된 욕구를 표출한다.

② 재료: 인물이 주제로 되어 있는 명화 사진, 도화지, 크레파스, 색연필, 사인펜, 연필, 지우개

③ 방법

－다양한 명화 사진을 준비하여 집단원들에게 보여 준 후 마음에 드는 작품을 고르게 한다.

－도화지에 자신이 고른 명화를 따라 그린다.

－자신이 그린 그림 속의 주인공에게 말주머니를 그린 후 어떤 말을 하고 있는 것인지 또 어떤 말을 듣고 싶어하는지 등에 대하여 상상하여 써 보게 한다.

－작품을 보면서 말주머니의 말과 자신의 내면의 감정과 욕구가 어떤 관계가 있는지에 대하여 이야기를 나눈다.

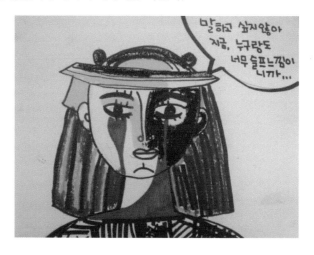

(3) 풍선 얼굴 표정

① 목표 및 기대효과: 얼굴 표정에 드러나는 자신의 감정에 대하여 인식해 보고 타인의 감정에 대한 공감 능력을 기른다.

② 재료: 다양한 색깔의 풍선, 유성매직, 투명테이프

③ 방법

–두 사람이 서로 마주 보고 희로애락에 따른 얼굴 표정을 지어 본다. 또 상대방의 표정을 보고 그대로 따라해 본 후 어떤 감정을 표현한 것인지 맞춰 본다.

–현재 자신의 감정을 잘 나타내는 색깔의 풍선을 골라서 원하는 크기로 바람을 불어 넣는다.

–유성매직을 이용하여 불어 놓은 풍선에 자신의 감정을 나타내는 얼굴 표정을 그린다.

–자신의 얼굴 표정과 다른 친구들의 얼굴 표정을 비교해 보면서 자신 및 타인에 대한 감정을 인식하고 발표해 본다.

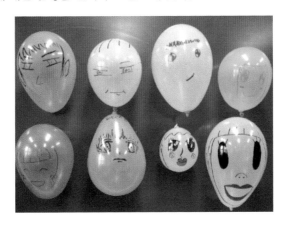

3) 실천단계

(1) 자화상

① 목표 및 기대효과: 자기 자신에 대한 자각과 내면의 욕구를 탐색하고
  이해한다.

② 재료: 점토, 지점토, 컬러점토, 찰흙칼

③ 방법

－자기 자신이 어떤 사람인지에 대하여 잠시 생각한다.

－여러 가지 점토를 이용하여 자신의 모습을 실제적으로 또는 상징적으로
  표현해 본다.

－자신의 어떤 모습이 표현된 것인지, 상징의 의미는 무엇인지에 대하여 이
  야기를 나눈다.

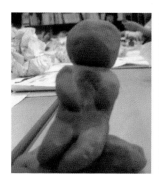 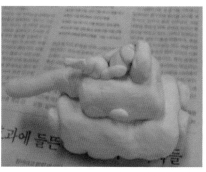

(2) 초상화 팝아트

① 목표 및 기대효과: 자신이 동일시하는 대상의 특징을 통해 자신에 대한
  이해를 돕는다.

② 재료: 자신이 좋아하는 인물의 A4용지 크기의 사진, 도화지 2~3장, 먹

지, 볼펜이나 연필, 지우개, 물감, 색연필 등의 색채도구

③ 방법

-앤디 워홀의 팝아트 작품을 감상한다.

-도화지 위에 먹지를 올려놓은 다음 자신이 좋아하는 인물의 사진을 먹지 위에 놓고 인물의 윤곽을 본뜬다.

-같은 방법으로 2~3장의 도화지에 같은 인물의 본을 그려 놓는다.

-채색도구를 사용하여 각기 다른 느낌이 나도록 인물의 밑그림에 색칠을 한다.

-자신의 작품에 제목을 붙여 보고 색채에 따라서 어떤 느낌이 나는지 등에 관하여 이야기를 나눈다.

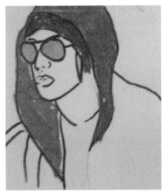 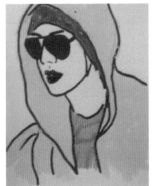

(3) 가장 가 보고 싶은 곳

① 목표 및 기대효과: 심리적 목적지를 표현해 봄으로써 자신 안에 잠재해 있는 성장 경향성을 발견하도록 한다.

② 재료: 사포, 크레파스, 색연필 다양한 장소의 사진, 양면테이프, 가위

③ 방법

- 집단원들에게 '지금 나는 어디로 가고 싶은가'에 대하여 생각해 보도록 한다. 가 보고 싶은 곳은 심리적 목적지를 의미한다.
- 사포에 자신이 가고 싶은 곳의 사진을 오려서 양면테이프로 붙인 후 크레파스나 색연필을 이용하여 배경을 더 그려 준다.
- 자신의 작품에 제목을 붙인 후 표현된 장소에 가고 싶은 이유, 그곳에 간다면 어떤 기분일지, 그곳에서 하고 싶은 일 등에 대한 생각과 느낌을 이야기한다.

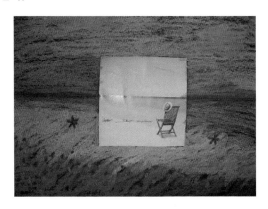

4) 후기(종결)단계

(1) 친구의 얼굴

① 목표 및 기대효과: 타인에 대한 이해와 배려심을 갖도록 돕는다.

② 재료: OHP 필름, 유성매직

③ 방법

- 2인 1조로 짝을 정한다.
- 먼저 한 사람이 OHP 필름을 자신의 얼굴에 대고 붙잡고 있으면 다른

사람은 OHP 필름 위에 유성매직을 이용하여 친구의 얼굴 윤곽을 그린 다음 눈, 코, 입의 모양과 위치를 어느 정도 표시해 놓는다.

−역할을 바꾸어 위의 작업을 반복한다.

−서로 상대방의 얼굴을 보면서 친구의 초상화를 완성한다.

−친구의 얼굴을 그려 줄 때의 느낌과 친구가 그린 자신의 얼굴을 보고 나서의 느낌이 어떤지에 대하여 이야기를 나눈다.

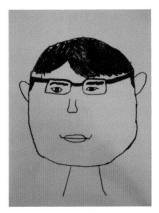 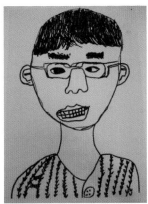

(2) 석고 손 본뜨기

① 목표 및 기대효과: 타인에 대한 이해와 배려심을 갖도록 돕는다.

② 재료: 석고붕대(인체용), 물, 물통, 가위, 아크릴 물감이나 락카, 신문지

③ 방법

−석고붕대를 적당한 길이(3∼4㎝ 정도)로 잘라 놓는다.

−2인 1조가 되어 한 사람이 먼저 만들고 싶은 손의 모양을 만들면 다른 사람이 석고붕대에 물을 묻혀서 상대방의 손등과 손가락에 올려놓은 다음, 석고 가루가 잘 펴지도록 문질러 준다.

−석고가 다 마르면 손에서 떼어낸다.

-같은 방법으로 서로 역할을 바꾸어 친구의 손을 석고붕대로 본뜬다.

-석고가 완전히 마른 후에 원하면 아크릴 물감이나 락카를 이용하여 본 뜬 손에 색깔을 칠한다.

-완성된 각자의 손에 제목을 붙인다.

-재료에 대한 느낌, 서로 손을 문질러 주었을 때의 느낌, 석고가 마를 때 와 손에서 떼어낼 때의 느낌에 대하여 이야기를 나누고 앞으로 이러한 손으로 어떤 일을 하고 싶은지에 관해서도 이야기를 나눈다.

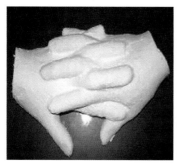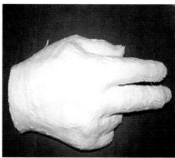

(3) 집단 공동화

① 목표 및 기대효과: 상호 간의 의소소통을 통해 의견을 조율하고 타인 을 배려하는 사회적 관계 기술을 향상시킨다.

② 재료: 4절 이상의 도화지, 크레파스, 색연필, 사인펜, 물감 등 색채도구

③ 방법

-4~6명 정도가 한 조가 되어 어떤 주제로 그림을 그릴 것인지, 어떤 매체 를 사용할 것인지 등을 상의한다.

-정해진 주제에 대하여 서로 상의해 가며 자유롭게 공동화를 완성한다.

-그림을 완성하면 서로 상의하여 작품의 제목을 정한다.

−조별로 완성된 작품에 대하여 발표한다.

−서로 의사소통을 하는 과정과 공동화를 그리는 과정에서 느낀 점에 대하여 솔직하게 감정을 이야기해 본다.

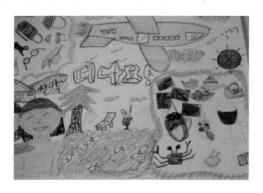

(4) 서로에게 주는 선물

① 목표 및 기대효과: 타인에 대한 이해와 배려를 통해 서로 긍정적인 대인관계를 증진한다.

② 재료: 4절 도화지, 잡지나 신문의 인물 사진, 색연필, 사인펜, 가위, 풀

③ 방법

−6~8명 정도가 한 조가 되도록 소그룹을 정한다.

−잡지나 신문에서 자신을 상징하는 인물의 사진을 오려서 4절 도화지의 중심에 붙이고 도화지에 '~이 되고 싶은 ○○○' 하는 식으로 미래의 모습을 제목으로 붙인다.

−자신을 상징하는 사진이 붙어 있는 도화지를 옆 사람에게 주면 옆 사람은 상대방이 원하는 미래의 모습이 되기 위하여 필요할 것 같은 것(물건, 성격 등)의 상징물을 사진에서 골라서 붙이거나 색채도구를 이용하여 선물로 그려 준다.

－자신의 작품이 자신에게 돌아올 때까지 위의 작업을 반복한다.

－위의 작업을 모두 마치고 자신의 작품이 자신에게 돌아오면 친구들로
부터 받은 선물 이외에 자신에게 주고 싶은 것도 사진이나 그림을 이용
하여 표현한다.

－친구들의 선물과 자신에게 준 선물을 받은 느낌과 미래의 자기 모습에
대하여 이야기를 나눈다.

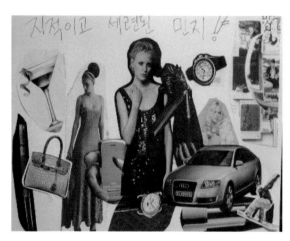

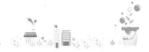

강영호(2005). 집단미술치료에서 치료사의 역할에 대한 연구－보조치료사를 중심으로－. 명지대학교 사회교육대학원 석사학위논문.

강진령, 유형근(2000). 집단괴롭힘. 서울: 학지사.

강주태(1984). 청년심리학. 서울: 형설출판사.

곽금주(1993). 청소년 심리학. 서원.

교육부(1998). 따돌림의 실태와 지도대책. 교육월보.

권석만(2003). 현대이상심리학. 서울: 학지사.

권이종(2000). 학교 내에서의 집단따돌림의 발생원인과 해결방안에 관한 연구: 학교 내의 폭력을 중심으로. 청소년학 연구. 제7권 제2호.

권준범(2003). 미술심리치료 검사를 활용한 미술교육 프로그램에 관한 연구. 홍익대학교대학원 박사학위논문.

김경희(2007). 아동과 청소년의 이상심리학. 서울: 박영사.

김동배 외(2003). 인간행동이론과 사회복지실천. 서울: 학지사.

김동연(1990). 동적가족화(KFD)의 이해. 제7회 발달장애연구회 세미나 자료.

김동연, 최외선(1997). 아동미술치료. 한국미술치료학회 제17회 연수회 자료.

김명숙(2008). 청소년 위기 극복을 위한 대처방안 연구. 안양대 신학대학원 석사학위논문.

김미경, 문장원 외 2명(2007). 정서 및 행동 장애아 교육. 서울: 학지사.

김미리혜, 김진영 외 역(2000). 심리치료. 서울: 정민사.

김선현(2006). 임상미술치료의 이해. 서울: 학지사.

＿＿＿＿(2006). 마음을 읽는 미술치료. 서울: 넥서스 BOOKS.

＿＿＿＿(2006). 통합의학에서의 미술치료의 역할에 관한 연구－한·독·미·일 미술치료 프로그램 비교연구를 중심으로. 한양대학교대학원 박사학위논문.

_____(2009). 임상미술치료학. 서울: 계축문화사.

김용태, 박한샘(1997). 청소년 친구 따돌림의 실태조사, 따돌리는 아이들, 따돌림당하
　　　는 아이들. 청소년 대화의 광장.

김정욱(2000). 섭식장애. 서울: 학지사.

김준호 외(1997). 학교주변 폭력의 실태와 대책. 한국형사정책연구원.

김진숙(1996). 예술심리치료의 이론과 실제. 서울: 중앙적성출판사.

김진화 외 6명(2002). 청소년 문제행동론. 서울: 학지사.

김청송(2002). 정신장애 사례연구: DSM-Ⅳ를 중심으로. 서울: 학지사.

김해일(2000). 집단따돌림의 대처 프로그램에 관한 연구. 단국대학교 대학원 석사학
　　　위논문.

민성길 외(1998). 최신정신의학. 서울: 일조각.

박랑규, 이은주(2004). 성장기의 아동발달과 장애. 서울: 특수교육.

박석련(1986). 전체성 의학과 동서의학. 동서의학연구소 논문집.

박영하(2008). 집단미술치료 프로그램이 초등학생의 자아존중감과 학교생활 적응에
　　　미치는 영향. 한양대학교 교육대학원 석사학위논문.

박은란(2001). 초등학교에서의 집단따돌림(왕따)연구. 덕성여자대학교 대학원 석사
　　　학위논문.

박진규(2000). 청소년 집단따돌림현상에 대한 사회문화적 일 고찰. 청소년학연구. 제
　　　7권 제2호.

박혜경(2004). 현실요법 집단미술치료가 비행청소년의 인성에 미치는 영향. 영남대학
　　　교 환경보건대학원 석사학위논문.

신영희(2000). 중학생 집단따돌림(왕따)에 관한 비교연구. 중앙대학교 석사학위논문.

유제민, 김정휘(2004). 아동과 청소년의 발달 정신 병리학. 서울: 시그마 프레스.

윤한곤(2001). 집단따돌림의 효율적인 대처방안 연구. 명지대학교 대학원 석사학위
　　　논문.

이광웅(1992). 정신지체아의 심리학적 이해. 도서출판 특수교육.

이규미, 문형춘, 홍혜영(1998). 상담사례를 통해 본 왕따 현상-서울 청소년상담연구 Ⅲ: 왕따 현상에 대한 이해와 상담 접근. 서울: 서울특별시 청소년 종합 상담실.

이옥수(1996). 자기노출 및 공감훈련 프로그램이 초등학생의 인간관계 증진에 미치는 효과. 부산대학교대학원 석사학위논문.

이옥형(2006). 청년심리학. 서울: 집문당.

이인정 외(2004). 인간행동과 사회환경. 경기도 파주: 나남출판.

이재민(1999). 서울시 중학생의 집단따돌림 및 괴롭힘 실태분석 및 해결가능성에 관한 연구. 연세대학교 석사논문.

이주영(2005). 자기성장을 목적으로 한 쉼터 거주 청소년의 집단미술치료사례연구. 동국대학교 대학원 석사학위 논문.

이춘재, 곽금주(2000). 학교에서의 집단따돌림의 실태와 특성. 집문당.

이현수(1992). 정신신경증. 서울: 민음사.

    (1999). 낙관주의자가 건강한가. 서울: 학지사.

임동한(2000). 청소년의 집단따돌림 현상에 대한 대책. 동국대학교 석사학위논문.

임창재(1997). 정신위생심리. 서울: 형설출판사.

장휘숙(1999). 청년심리학. 서울: 학지사.

    (2000). 인간발달. 전영사.

전세일(2004). 보완대체의학. 서울: 계축문화사.

    (2007). 동서의학과 대체의학 안에서의 미술치료의 역할. 임상미술치료학연구 Vol.2, No.2, 대한임상미술치료학회.

전정표(1992). 정신위생심리학. 대왕사.

천문성, 김남희 외(2007). 중, 고등학생을 위한 집단상담 프로그램. 서울: 학지사.

최정윤(2000). 이상심리학. 서울: 학지사.

한국교육개발원(1998). 학생의 왕따(집단따돌림 및 괴롭힘) 현상에 관한 연구. 한국교육개발원.

한국미술치료학회 편(2000). 미술치료의 이론과 실제. 대구: 동아출판사.

Achterberg, J.(1985). Imagery in Healing shamanism and Modern Medicine. Boston: Shambala Publication, Imc.,

American Academy of Child & Adolescent Psychiatry(1998). Your Child. Harprer-Collins Publishers. pp.318-319.

Astin JA, Shapiro SL, Eisenberg DM, Forys KL(2003). Mind-Body Medicine: State of the Science, Implications for Practice. J Am Board Fam Pract.

Benson, H.(1993). The Relaxation Response. New York: Outlet Books, Inc., 1993.

Deanna S. Pledge(2005). 아동 및 청소년 상담. 서울: 시그마프레스.

Dewards, B.(1986). Drawing on the Artist Within. NY: Simon and Schuster.

Gerald C. Davison(1986). ABNORMAL PSYCHOLOGY-이상심리학. 성화사.

Goodenough, F.(1926). Measurement of Intelligence by Drawings. NY: Harcourt, Brace & World.

Judith A. Rubin(2001). 김진숙 역. 미술심리치료 총론. 서울: KEPER Press.

Jung, C. G.(1954). The practice of psychotherapy. N. Y.

Kramer, V.(1971). Art as Therapy with Children. NY: Schocken Book.

Kronenberger WG, Meyer RG(2001). The Child Clinician's Handbook. Allyn and Bacon. pp.454-469.

Landgarten, Helen B.(1987). Family art psychotherapy: a clinical guide and casebook. New York: Brunner/Mazel.

Lewin, A.(1986). Drawing with Childresn. L.A.: Jeremy P. Teacher, Inc.

Liebmann, M.(1986). Art Therapy For Groups. Brookline, Massachusetts: Brookline Books.

Malchiodi, C. A.(1988). The Art Therapy Source Book: Art Marking for personal Growth, Insight and Transformation. N.Y.: The Guilford Press.

Monti DA, Peterson C, Kunkel EJ, et al(2005). A Randomized, Controlled Trial of Mindfulness-based Art Therapy(MBAT) for Women with Cancer. Psycho-oncology.

Pittman K, Irby M,(2001). Preventing Problems or Promoting Development: Competing Priorities or Inseparable Goals: Takoma Park MD, International Youth Foundation.

Shiley Riley(1998). 사회구조적 치료·이야기식 치료와 임상미술치료. Vol. 5, No.1, 한국미술치료학회.

Ulman, E.(1961). Art therapy: Problems of definition. Bulletin of Art Therapy, 1(2), 10-20.

Wadeson, H. S.(1980). Art psychotherapy. N. Y: John Wile.

_____(1987). The dynamics of art psychotherapy. New York: John Wiley & Sons.

William L. Heward. 저, 김진호, 박재국 방명애 번역(2007). 최신특수교육. 서울: 시그마프레스.

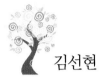

김선현

한양대학교 대학원 이학박사
한양대 미술교육대학원 미술교육학 석사
가톨릭대학교 상담심리대학원 석사
서울과학기술대학교 미술학사

차의과학대학교 미술치료·상담심리학과 교수
차병원 미술치료클리닉 교수
베이징대학교 의과대학 교환교수 역임
대한트라우마협회 회장
세계미술치료학회 회장
한·중·일 학회 회장
차의과학대학교 미술치료 대학원 원장 역임
대한임상미술치료학회 회장 역임

청소년 미술치료의
이론과 실제

초판인쇄	2010년 8월 30일
초판발행	2010년 8월 30일

지은이	김선현
펴낸이	채종준
기 획	이주은
마케팅	김봉환
아트디렉터	양은정
표지디자인	이효정

펴낸곳	한국학술정보(주)
주 소	경기도 파주시 교하읍 문발리 파주출판문화정보산업단지 513-5
전 화	031) 908-3181(대표)
팩 스	031) 908-3189
홈페이지	http://ebook.kstudy.com
E-mail	출판사업부 publish@kstudy.com
등 록	제일산-115호(2000.6.19)

ISBN	978-89-268-1285-3 93510 (Paper Book)
	978-89-268-1286-0 98510 (e-Book)

이담 Books 는 한국학술정보(주)의 지식실용서 브랜드입니다.